AF476404

DE

LA PERCUSSION

SUR L'HOMME SAIN

Ouvrages du même Auteur.

MÉMOIRE tendant à prouver que la base du cœur est susceptible de changer de rapports suivant une foule de circonstances. — Paris, 1840.

DE LA PERCUSSION ET DE L'AUSCULTATION DE LA POITRINE à l'état normal ; in-4°. — Paris, 1843.

DE L'EXAMEN PLESSIMÉTRIQUE DES REINS à l'état normal et à l'état pathologique, par MM. PIORRY ET MAILLIOT. — Paris, 1843.

TRAITÉ PRATIQUE DE PERCUSSION ou Exposé des Applications de ce mode d'exploration à l'état physiologique et morbide ; un vol. grand in-18. — Paris, 1843.

AUSCULTATION DES POUMONS à l'état normal ; in-8°. — Paris, 1847.

COMPTE-RENDU des travaux de la Société anatomique de Paris pour l'année 1849 ; in-8°.

HISTOIRE DE LA PERCUSSION depuis les temps les plus reculés jusqu'à nos jours ; in-8°. — Paris, 1852.

ESSAI SUR L'AUSCULTATION des poumons après la mort, comme pouvant servir à l'enseignement de l'Auscultation. — Paris, 1854.

Paris. — Typographie de Gaittet et Cie, rue Gît-le-Cœur, 7.

DE

LA PERCUSSION

SUR L'HOMME SAIN

PROCÉDÉS OPÉRATOIRES

RÉDUITS A LEUR PLUS SIMPLE EXPRESSION

PAR LE DOCTEUR L. MAILLIOT

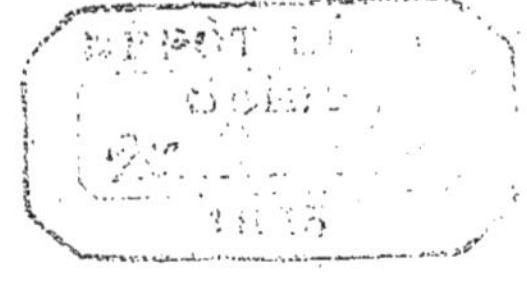

Extrait du journal l'Art Médical

PARIS

J.-B. BAILLIÈRE, LIBRAIRE DE L'ACADÉMIE IMPÉRIALE DE MÉDECINE

RUE HAUTEFEUILLE, 19

A LONDRES, CHEZ H. BAILLIÈRE

219, REGENT STREET

A NEW-YORK, CHEZ H. BAILLIÈRE

290, BROADWAY

A MADRID, CHEZ C. BAILLY-BAILLIÈRE

CALLE DEL PRINCIPE, Nº 11

1855

DE

LA PERCUSSION

SUR L'HOMME SAIN.

PROCÉDÉS OPÉRATOIRES

RÉDUITS A LEUR PLUS SIMPLE EXPRESSION.

AVANT-PROPOS.

Après avoir médité longtemps sur les divers procédés opératoires de la percussion que l'on trouve décrits dans les nombreux ouvrages de M. Piorry [1], il m'a paru qu'il y avait des modifications profondes à leur faire subir.

Un examen attentif de ces procédés m'a mis à même d'apprécier les difficultés de plus d'un genre qu'ils suscitent trop souvent aux élèves.

J'ai l'espoir de faire disparaître le plus grand nombre de ces difficultés.

Mon ancien maître me pardonnera si j'émets aujourd'hui, dans l'intérêt de cette partie de l'art médical dont il a si fort étendu les limites, des idées qui ne sont pas toujours les siennes, et que je crois propres pourtant à faire répandre parmi les médecins le goût de la percussion médiate.

Ce moyen d'investigation est si fréquemment utile dans la

1. Ceux qui sont au courant de la science, comprendront pourquoi je ne parle ici que des ouvrages de M. Piorry. Je n'en connais point d'autres où se trouvent décrits les procédés opératoires que réclame l'emploi de la percussion médiate.

pratique, qu'on ne saurait trop faire pour le vulgariser. Il conduit sûrement à la découverte d'une foule de lésions organiques qui deviennent des caractères précieux d'un grand nombre de maladies.

Ces lésions peuvent être, à la vérité, le sujet d'interprétations différentes; mais les erreurs commises proviennent moins alors de l'art que des artistes.

En effet, l'un peut voir une *hypertrophie* dans un cœur ayant atteint certaines proportions, tandis que l'autre n'y verra qu'un *anévrysme passif;* mais personne n'aura méconnu pour cela l'augmentation de volume du cœur.

Et il suffira de faire attention, d'une part, à la forme et aux dimensions de cet organe, et de tenir compte, d'une autre part, des autres signes fonctionnels et physiques, pour connaître les caractères différentiels de l'anévrysme du cœur et de son hypertrophie. Ces lésions organiques sont elles-mêmes, je le répète, l'expression de telle ou telle maladie.

Or, pour être en mesure de découvrir, par la percussion, les modifications que les maladies ont imprimées à l'organe central de la circulation, il faut être capable de déterminer la situation, le volume, la forme et les rapports de cet organe à l'état de santé.

Et ce que je dis du cœur en particulier, on peut le dire avec autant de raison peut-être de tous les autres viscères.

Les anciens attachaient tant de prix, pour les besoins de la pratique, à l'éclaircissement de toutes ces questions, que non seulement ils en avaient demandé la solution à l'anatomie normale, mais qu'ils avaient encore renfermé les principaux organes dans des régions dont les limites arbitraires étaient plus régulières que précises.

Que savait-on de précis, en effet, quand on avait dit que les poumons occupaient toute l'étendue de la cavité thoracique; que le foie était situé dans l'hypochondre droit; la rate dans l'hypochondre gauche; les reins dans la région lombaire?

Que savait-on encore de la situation exacte de l'estomac et des différentes parties du tube digestif, quand on avait parlé des régions épigastrique, ombilicale, hypogastrique, des hypochondres, des flancs, des fosses iliaques?

Ces données suffisaient-elles pour faire connaitre avec exactitude la place, les dimensions, la forme et les rapports du foie, de la rate, des reins, des colons, du cœcum, de l'*s* iliaque? Non, sans doute. Aussi les médecins qui n'avaient, pour se guider au lit des malades, que ces renseignements joints à ceux trop souvent infidèles que pouvaient leur fournir l'inspection et la palpation, commettaient-ils fréquemment des erreurs de diagnostic que les progrès de la percussion rendent de jour en jour plus difficiles.

Je viens encore une fois m'associer à ces progrès.

Serai-je taxé de présomption pour avoir entrepris de réduire à un plus petit nombre de pages et à une plus grande simplicité qu'on ne l'a fait jusqu'à ce moment, les procédés opératoires de la percussion à l'état normal? Je ne sais; mais je ne persisterai pas moins pour cela dans ma résolution, persuadé que je suis que la percussion en général et que ses procédés opératoires en particulier, laissent et laisseront longtemps, sans doute, quelque chose à désirer, et qu'il est du devoir des médecins qui aiment sincèrement leur art, de tendre sans cesse à le perfectionner.

C'est ce sentiment profond du devoir qui faisait prendre la plume à Auenbrugger, pour combler, autant qu'il était en son pouvoir, quelques lacunes dans la séméiotique. C'est la conscience de ce qui manquait à sa découverte, comme moyen pouvant aider à reconnaître un certain nombre de maladies de la poitrine, qui lui faisait dire : « Fateor omni candore et in his « (morbis) superesse defectus, quos tamen sedula observatio « emendabit cum tempore. » (*Præfatio.*)

L'observation attentive a fait beaucoup, elle a fait plus peut-être que n'avait osé l'espérer Auenbrugger, car elle a fait naître la percussion médiate, qui a étendu son action au diagnostic des lésions organiques des viscères abdominaux.

Il nous reste maintenant, pour compléter l'œuvre de l'observation, à faire pénétrer dans la pratique les bienfaits de la percussion médiate trop exclusivement renfermés dans l'enceinte des hôpitaux.

Pour atteindre plus sûrement ce but, il ne faut pas oublier que les praticiens ont peu de temps à accorder à la lecture des ouvrages scientifiques, et que, pour mériter de fixer leur attention, il faut être aussi bref que possible.

C'est là justement le motif qui m'a détourné de l'idée de joindre à ce travail les préceptes qui s'adressent à l'état pathologique, d'autant mieux qu'un développement anormal du cœur, des gros vaisseaux, du foie, de la rate, etc., ou qu'un léger changement de place de ces organes, ne peuvent pas modifier, au moins d'une manière sensible, les procédés opératoires de la percussion.

Il me suffira donc d'avoir ouvert la voie aux médecins qui recherchent avec empressement les moyens d'étendre leurs connaissances séméiologiques. Leur intelligence et leur savoir leur feront appliquer facilement aux cas de maladie les principes que je vais indiquer pour l'état de santé.

CONSIDÉRATIONS GÉNÉRALES.

Le but que je me propose d'atteindre et les limites que je dois donner au travail qu'on va lire, me dispensent de tracer les règles générales relatives à la percussion.

Mais j'ai deux mots à dire, avant d'entrer en matière, pour n'avoir pas à faire, à l'occasion de chaque organe, des répétitions inutiles.

Je dirai donc, une fois pour toutes :

— Toutes les lignes parallèles que l'on mène sur la paroi du ventre ou de la poitrine, soit pour l'étude des poumons, soit pour celle du foie, soit encore pour celle de la colonne vertébrale, sont à deux travers de doigt l'une de l'autre.

— Pour l'exploration du foie, de la rate, des reins, de l'utérus, etc., le procédé opératoire se fait en deux temps. On recherche dans le premier temps leur circonférence, et dans le second, l'étendue des rapports que les autres organes affectent avec eux.

— La percussion est superficielle pour les organes superficiels, profonde pour les organes profonds.

Ainsi, quand on se propose de limiter la portion de la circonférence du cœur recouverte par les poumons, on frappe avec une certaine force. Au contraire, on frappe aussi légèrement que possible, quand on veut circonscrire la portion du cœur qui touche directement la paroi thoracique.

En d'autres termes, il faut que les vibrations que la percussion détermine atteignent l'organe que l'on veut découvrir.

Mais quand cet organe est superficiel, il y aurait un inconvénient grave à frapper fort. Exemple : si vous frappez trop fortement sur le côté gauche de la poitrine, là où le poumon correspondant n'est séparé de l'estomac que par le diaphragme, vous ferez perdre la résonnance du poumon dans celle de l'estomac, tandis que vous obtiendrez exclusivement la résonnance du poumon, si vous frappez assez légèrement pour ne point provoquer les vibrations de l'estomac.

Par contre, vous perdrez la résonnance du poumon droit dans la matité du foie, si vous percutez assez fort pour communiquer au foie lui-même l'impulsion qui doit s'arrêter à cet organe.

1° PERCUSSION DES POUMONS.

Pour bien comprendre la disposition des poumons dans la cavité thoracique, il importe de bien connaître d'abord la disposition de la plèvre dans cette même cavité.

Disposition générale de la plèvre. Lorsqu'on ouvre la poitrine d'un sujet, de manière à conserver intacte la plèvre à tous ses points de réflexion, on voit que ses deux feuillets constituent une cloison oblique de haut en bas et de droite à gauche, et que l'intervalle qui sépare ces deux feuillets séreux est étroit à la partie moyenne, large supérieurement, plus large encore en bas. Cette cloison est connue sous le nom de *Médiastin.* Elle répond en haut derrière le sternum, tandis que, en bas, elle anticipe sur les cartilages costaux du côté gauche.

A partir de la dernière pièce du sternum, la plèvre se porte très-obliquement en bas et en dehors, et n'a aucun rapport avec l'appendice xiphoïde, dont elle est distante de quelques millimètres. Elle tapisse une partie de l'extrémité sternale du cartilage de la septième côte, tout celui de la sixième, à l'exception pourtant de sa partie la plus déclive, coupe, en suivant toujours sa direction oblique, le cartilage de la septième côte et arrive enfin à la huitième au niveau de l'articulation chondro-costale. A partir de ce point, la ligne de réflexion se rapproche sensiblement de l'horizontale, quoique cependant elle reste toujours oblique de haut en bas et d'avant en arrière, et chemin faisant, elle coupe la neuvième, la dixième et la onzième côte, d'autant plus obliquement qu'on l'examine plus près de la colonne vertébrale; puis enfin, parvenue à une distance de six à huit centimètres de cette même colonne, la plèvre abandonne sa marche descendante pour remonter le long de la douzième côte, ne recouvrant du reste qu'une faible portion de son extrémité articulaire, mais recouvrant en même temps la face antérieure de l'apophyse transverse de la vertèbre dorsale correspondante[1].

Il serait facile d'indiquer, approximativement et par des chiffres, les différents degrés d'obliquité de la plèvre par rapport

1. Il résulte de cette disposition de la plèvre, que les points les plus déclives de la cavité thoracique correspondent à l'espace compris entre les deux bords de l'aisselle, ou pour parler avec plus de précision, au cartilage de la dixième côte.

aux côtes et aux cartilages dont je viens de parler; mais cette exactitude trop rigoureuse, inapplicable d'ailleurs dans la pratique, ne saurait ici trouver sa place. En conséquence, je me bornerai tout simplement à dire que la plèvre est, au niveau de ses points de réflexion en bas, à peu près parallèle au rebord des cartilages des côtes et que la distance qui sépare de ce rebord la plèvre réfléchie, est d'environ 25 à 30 millimètres.

Si l'on examine attentivement la disposition de la plèvre au sommet de la poitrine, on remarque qu'elle part du bord interne ou postérieur de la première côte dans toute son étendue et que là, formant une voûte au-dessus du sommet du poumon, elle dépasse (terme moyen) la clavicule de 25 à 30 millimètres. Cette disposition anatomique est des plus importantes à connaître.

Une description plus complète de la plèvre serait ici sans objet. Disons un mot maintenant des poumons.

Disposition générale des poumons. — Les poumons remplissent la plus grande partie de la cavité thoracique; ils s'étendent plus inférieurement en arrière et sur les côtés qu'en avant. Le poumon droit est plus court et plus large que le gauche. Tandis que leur sommet s'élève au-dessus des clavicules, à la même hauteur que la plèvre elle-même, leur base, légèrement concave et oblique en bas et en dehors de chaque côté, repose sur la face supérieure du diaphragme.

« Leur volume est en rapport exact et nécessaire avec la capacité du thorax et, par conséquent, variable comme cette capacité » (MM. Cruveilhier, Cloquet, etc.).

Ce volume n'est donc pas le même dans l'inspiration et dans l'expiration; il est à son minimum dans l'expiration forcée et à son maximum dans une inspiration portée aussi loin que possible.

C'est ce qui fait que les poumons ne remplissent pas toujours exactement tout l'espace compris entre la plèvre costale et la plèvre diaphragmatique, car les inspirations forcées ne sont point dans la nature. Aussi, dans les respirations ordinaires, les deux plèvres restent-elles, pour l'ordinaire, appliquées en bas l'une contre l'autre et même dans une assez grande étendue. Dans ce cas, voici quelle est la disposition du rebord inférieur des poumons : elle n'est pas la même des deux côtés. La ligne qui indique la direction du poumon droit est assez régulièrement oblique en bas et en arrière; elle répond successivement au cartilage de la sixième côte ; à la septième, près de son extrémité antérieure ; à la huitième, à l'union du tiers antérieur et des deux tiers postérieurs ; à la neuvième, à partir de son tiers postérieur ; et enfin, à la dixième, près de son extrémité vertébrale. Il n'y a donc alors aucun rapport entre le poumon droit et la onzième et la douzième côte.

A gauche, le bord inférieur du poumon est d'abord presque horizontal au niveau de la cinquième côte, et à 50 millimètres du bord gauche du sternum il devient vertical jusqu'au bord inférieur de la septième côte; il est ensuite oblique comme à droite, seulement il se prolonge en arrière un peu au-dessous de la dixième côte. Cette disposition en zigzag laisse une partie du péricarde recouverte par la plèvre en rapport avec la paroi thoracique antérieure.

Quelle est la disposition des poumons par rapport au cœur?

« Tandis que le bord antérieur du poumon droit s'avance un peu inférieurement sur la portion droite du péricarde et la moitié correspondante du cœur, le bord antérieur du poumon gauche s'avance également sur la portion gauche du péricarde et recouvre en grande partie les cavités gauches du cœur. La portion du péricarde qui n'est pas ordinairement recouverte par les poumons, appartient donc principalement aux cavités droites et spécialement aux deux tiers de la face antérieure du ventricule droit. » (Bouillaud, *Maladies du cœur*, t. I, p. 6, 1re édit.)

Les deux figures suivantes (fig. 1 et 2) que j'ai dessinées d'après nature rendent sensible cette description de M. Bouillaud.

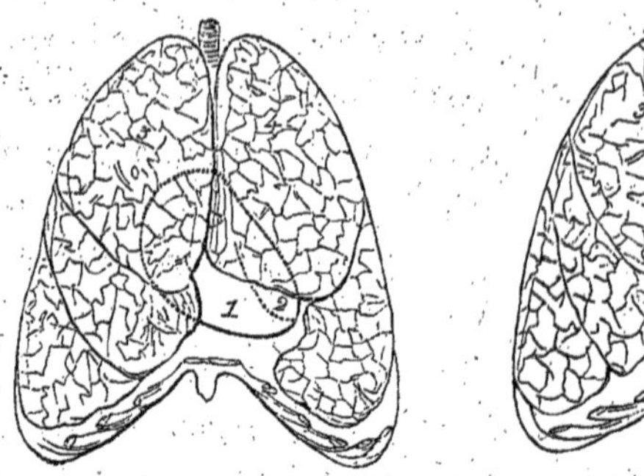

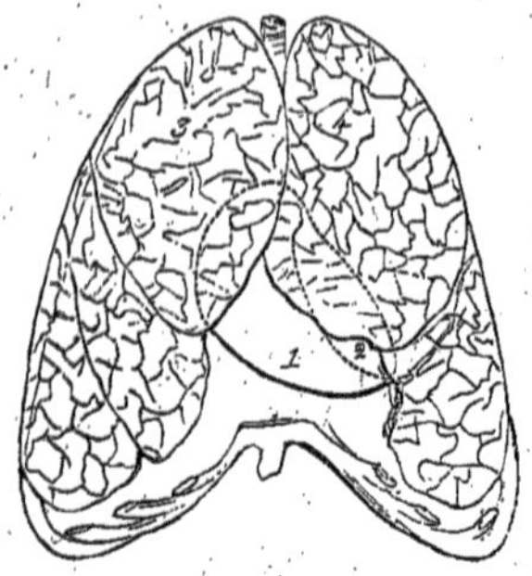

Fig. 1. Fig. 2.

Rapports du cœur et des poumons à la fin de l'inspiration.

1. Cavités droites. — 2. Cavités gauches. — 3. Poumon droit. — 4. Poumon gauche.

Ajoutons que les poumons recouvrent infiniment moins le cœur dans l'expiration que dans l'inspiration, comme on en peut juger par les figures que voici (fig. 3 et 4) :

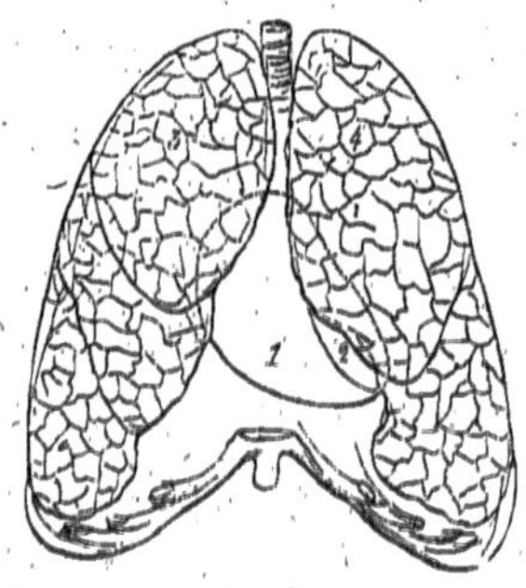

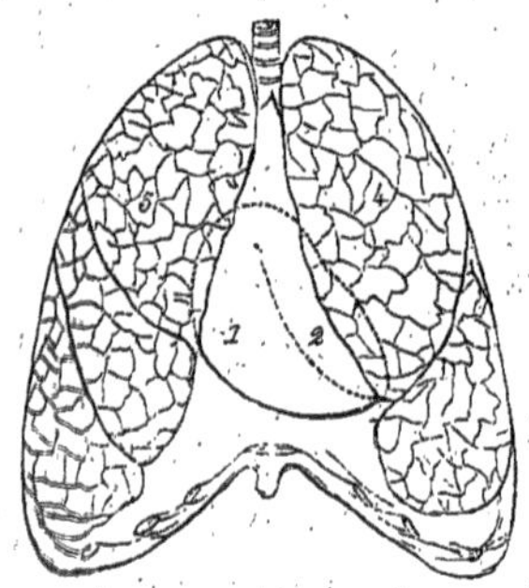

Fig. 3. Fig. 4.

Rapports du cœur et des poumons à la fin de l'expiration.

1. Cavités droites. — 2. Cavités gauches. — 3. Poumon droit. — 4. Poumon gauche.

Procédé opératoire. — On se servira, pour percuter les poumons, des deux doigts index et médius de la main droite rapprochés l'un de l'autre. Ces deux doigts tomberont sur le plessimètre parallélement à son axe et presque perpendiculairement. Ils formeront avec lui un angle de cinquante degrés environ. Le plessimètre sera tenu perpendiculairement aux lignes qu'on devra lui faire suivre conformément à la figure que voici (fig. 5) :

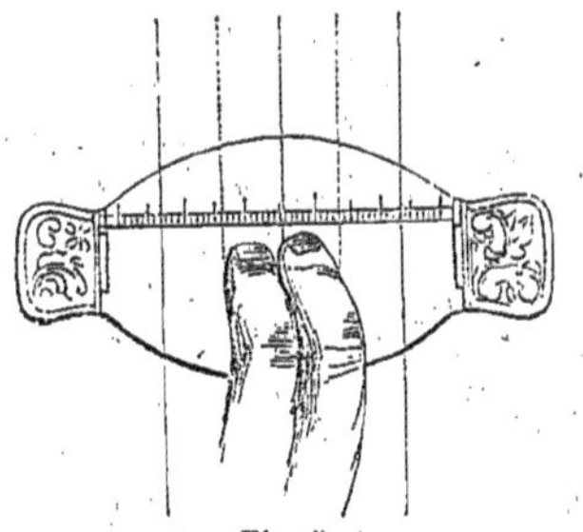

Fig. 5.

Dans cet état de choses, on n'aura donc plus qu'à bien déterminer les points par lesquels il conviendra de faire passer les lignes que le plessimètre devra suivre. Ces lignes seront parallèles entre elles et menées à deux travers de doigt l'une de l'autre dans toute la hauteur des parois thoraciques. La première de ces lignes suivra la direction de la ligne médiane du sternum. Le nombre des lignes sera variable suivant l'étendue de la poitrine.

Après avoir frappé le premier coup, on abaissera le plessimètre d'un travers de doigt, puis d'un autre et ainsi de suite, en ayant soin de percuter successivement sur chacun de ces points. De cette manière tous les points du poumon seront inévitablement explorés. (*Voyez plus loin* la fig. 23.)

Après avoir percuté du côté droit, on percutera les points semblables du côté gauche.

Toute la partie antérieure de la poitrine étant examinée depuis la ligne médiane du sternum jusqu'au bord antérieur de l'aisselle, on étudiera l'une après l'autre les régions axillaires dans tout l'espace compris entre les deux bords de l'aisselle, puis on passera à la partie postérieure de la poitrine en partant du bord postérieur de l'aisselle ou des apophyses épineuses.

Cette exploration terminée, on aura une idée générale de la résonnance des poumons dans toute leur étendue. Il restera alors à reprendre région par région, en comparant toujours entre elles, avec la plus grande attention, les régions semblables, pour savoir si elles rendent ou non le même son.

En percutant ainsi successivement les régions semblables de la poitrine, on constate les résultats suivants que j'ai consignés dans mon *Traité pratique de percussion.* « Le son est clair en « avant, au-dessus des clavicules, un peu plus clair en arrière de « ces os, plus clair encore au-dessous d'eux. Et c'est au niveau « de la troisième côte que la résonnance est la plus grande pos- « sible; mais elle s'obscurcit au niveau des mamelles et devient « nulle dans une grande partie de la région précordiale. Elle « disparaît enfin au niveau de la septième ou de la huitième « côte pour être remplacée à droite par la matité du foie, à « gauche par la sonorité de l'estomac.

« Latéralement la poitrine résonne très-bien sur tous les points « qui correspondent aux poumons.

« En arrière, on obtient peu de son au-dessus des omoplates, « moins encore dans les régions sus et sous-épineuses; cepen- « dant le son devient d'autant plus clair qu'on se rapproche da- « vantage de l'angle inférieur du scapulum ; puis il va s'affaiblis- « sant de plus en plus jusqu'à disparaître complétement pour « être remplacé à droite par la matité du foie, à gauche par celle « de la rate, et de chaque côté de la colonne vertébrale par la « matité des reins. » (*Oper. cit.*, p. 88. Paris, 1843.)

2° PERCUSSION DU COEUR.

Situation. — Situé dans la cavité gauche de la poitrine entre les deux poumons et au-dessus du diaphragme, le cœur se trouve protégé en arrière par la colonne vertébrale, en avant par les dernières pièces du sternum. Il répond aussi aux cartilages des dernières vraies côtes gauches.

Le bord gauche du cœur est reçu dans une assez grande excavation du poumon correspondant; le bord droit ou inférieur repose sur la cloison musculaire du diaphragme ; la base avance, comme Pechlin l'avait fait observer (*citation de Sénac*, t. I, p. 127, Paris, 1774), vers le côté droit, par la partie inférieure, mais la partie supérieure appartient au côté gauche.

Elle est donc légèrement oblique de haut en bas et de gauche à droite. Elle est séparée de la huitième vertèbre dorsale par l'aorte et par l'œsophage. Il est impossible de déterminer *à priori*, à quelle portion de la cage osseuse correspond cette base. Tantôt, elle répond au bord droit du sternum, tantôt, et c'est même là ce qu'on observe le plus communément, elle répond à l'articulation synchondro-sternale de la troisième côte; parfois enfin, on la voit occuper un point intermédiaire aux articulations du sternum avec les cartilages des côtes. La pointe vient frapper entre la cinquième et la sixième côte suivant les uns, entre la sixième et la septième suivant les autres. C'est assez dire combien la position du cœur est variable, et combien, à plus forte raison, il importe d'en déterminer exactement la place sur chaque sujet.

Direction. — L'axe du cœur est obliquement dirigé de haut en bas, de droite à gauche et d'arrière en avant. J'ai remarqué que cette direction oblique du cœur était telle en général, que, si l'on faisait partir une ligne du milieu de l'épaule droite pour la conduire jusque sur le milieu de la huitième côte gauche, cette ligne devrait se confondre avec celle qui représenterait l'axe du cœur.

Forme. — Pour connaître la forme du cœur de l'homme, il faut en avoir vu plusieurs; quand on les a vus, on est mieux fixé sur la figure du cœur qu'on ne l'eût jamais été par les comparaisons qu'on a faites de cet organe avec un cône, une pyramide, une toupie, une pomme de pin, etc. Tous les cœurs ne se ressemblent même pas entre eux dans l'espèce humaine, comme on en peut juger par les figures suivantes (fig. 6 et 7), que j'ai dessinées d'après nature, mais les médecins ne les distingueraient pas moins du cœur de la plupart des autres animaux.

Haller est, de tous les anatomistes qui l'avaient précédé, celui qui avait le mieux saisi la figure du cœur. Il le comparait à un cône partagé en deux depuis la base jusqu'à la pointe, par une section qui suivait la direction de l'axe ; il restait dans chaque moitié une face convexe et une face plate et triangulaire[1]. Le cœur est ovalaire à sa base et arrondi à sa pointe. Lorsque le cœur est en place et qu'on a eu soin d'écarter les poumons, on aperçoit un bord supérieur qui est elliptique, un bord inférieur qui est presque droit et une face antérieure qui est légèrement convexe. Si l'on soulève le cœur pour apercevoir sa face postérieure, on remarque qu'elle est assez plate.

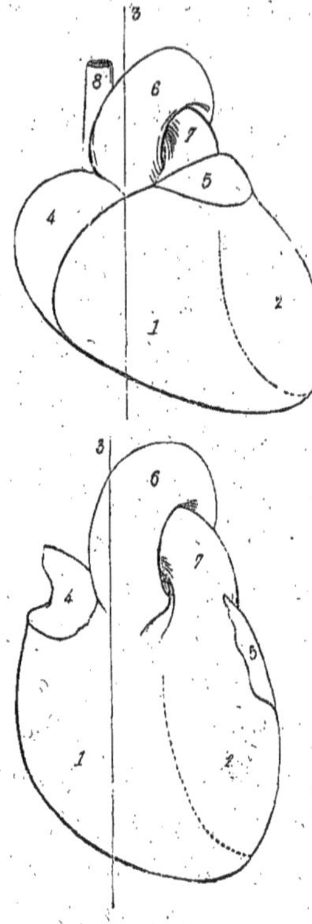

Fig. 6 et 7.
1. Ventricule droit. — 2. Ventricule gauche. — 3. Ligne médiane du sternum. — 4. Oreillette droite. — 5. Oreillette gauche. — 6. Artère aorte. — 7. Artère pulmonaire. — 8. Veine cave supérieure.

Volume. — Le volume du cœur varie selon l'âge, le sexe, le tempérament, le genre de vie (Corvisart). Il doit être, en y comprenant les oreillettes, un peu inférieur, égal ou très-peu supérieur au volume du poing du sujet (Laennec). Ses dimensions échappent à toute appréciation rigoureuse (Cruveilhier). Sa longueur moyenne, de l'origine de l'aorte à sa pointe, serait de trois pouces sept lignes un tiers et sa largeur, à la base des ventricules, serait de trois pouces sept lignes et demie (Bouillaud). — J'ai fait connaître ailleurs ma manière de voir sur cette question (*Traité prat. de percussion*, p. 161 et suiv.).

Rapports.—Je n'ai que peu de mots à ajouter à ce que j'ai dit un peu plus haut, à propos des poumons. Ces organes re-

1. *Elementa physiologiæ corporis humani*, t. I, p. 299 ; Lausannæ, MDCCLVII.

couvrent la plus grande partie du cœur. Le poumon droit recouvre toute la portion de cet organe qui se trouve derrière le sternum (fig. 8) ; le poumon gauche recouvre le reste du cœur, sauf une partie des cavités gauches. En dehors de la base et au-dessus du bord supérieur du cœur se trouvent les poumons. En dehors de la pointe se trouve l'estomac. Le bord inférieur repose sur le foie.

Conséquence de cette situation et de ces rapports.—Par conséquent vous trouverez une résonnance pulmonaire à droite de la base du cœur et au-dessus de son bord supérieur. La résonnance tympanique de l'estomac retentira de chaque côté du mamelon et tous les points exclusivement occupés par le foie se traduiront par de la matité, pourvu que la percussion soit superficielle.

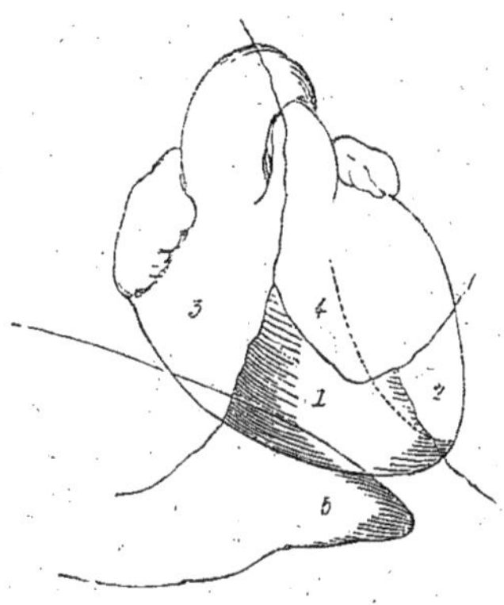

Fig. 8.
1. Cavités droites. — 2. Cavités gauches. — 3. Poumon droit. — 4. Poumon gauche. — 5. Foie.

Vous trouverez encore et surtout de la matité sur la portion du cœur que les poumons ne recouvrent pas ; et sur tous les autres points de la face antérieure de cet organe, vous produirez un son pulmonaire par une percussion superficielle et un son inégalement obscur par une percussion profonde, suivant les degrés d'épaisseur des poumons. C'est pourquoi cette obscurité du son croîtra à mesure que, de la circonférence du cœur, vous vous porterez vers le centre.

Procédé opératoire. — Pour obtenir ces résultats, comment devrez-vous procéder?

Vous indiquerez préalablement d'un trait de plume, sur la poitrine, le bord supérieur du foie (*Voyez plus loin*, p. 31).

Ensuite, 1° vous tracerez à deux travers de doigt de ce bord du foie et parallèlement à lui, une ligne qui mesure toute l'étendue de la paroi thoracique (fig. 9).

Vous suivrez cette ligne de droite à gauche et de gauche à droite alternativement, jusqu'à ce que vous rencontriez de part et d'autre de l'obscurité de son et vous indiquerez encore avec de l'encre les points correspondants à cette obscurité.

L'espace qui séparera ces deux points indiquera la hauteur du cœur de sa base à sa pointe. Cette ligne représentera également l'axe du cœur et son degré d'obliquité.

2° Sur le milieu de cette ligne, vous abaisserez une perpendiculaire que vous ferez partir de la clavicule et que vous prolongerez jusqu'à la région ombilicale. Vous frapperez ensuite sur cette ligne de haut en bas d'abord, de bas en haut ensuite.

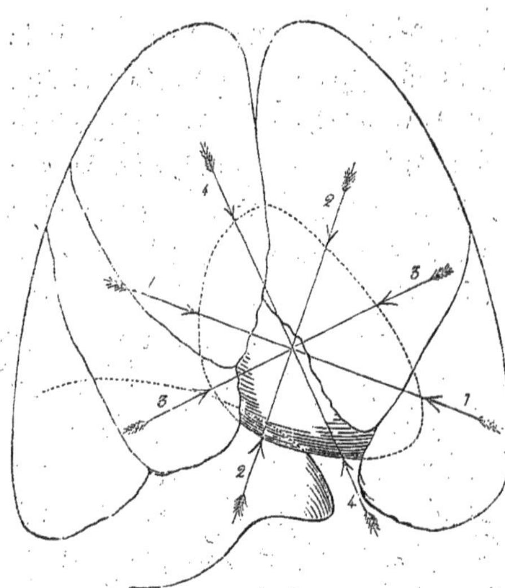

Fig. 9.
1. Première ligne. — 2. Deuxième ligne. — 3. Troisième ligne. — 4. Quatrième ligne.

En procédant ainsi, vous rencontrerez supérieurement et inférieurement, c'est-à-dire au niveau du bord gauche et du bord droit du cœur, l'obscurité du son.

3° et 4° Mais vous ne vous en tiendrez pas là, vous tracerez encore deux nouvelles lignes dans l'intervalle des deux premières et vous arriverez ainsi à plus de précision dans la mensuration du cœur.

La circonférence du cœur une fois bien déterminée, vous rechercherez les rapports de la face antérieure de cet organe avec les poumons, en suivant les deux premières lignes que vous aurez tracées sur la poitrine. Vous parcourrez ces lignes, en frappant légèrement sur la région du cœur, de la circonférence au centre, et lorsque, sur leur trajet, vous ne rencontrerez plus la moindre résonnance pulmonaire, vous aurez atteint la portion du cœur qui n'est pas recouverte par les poumons.

3° PERCUSSION DES ARTÈRES AORTE ET PULMONAIRE.

Disposition anatomique. — 1° *Aorte.* Cette artère naît de la base du ventricule gauche. Immédiatement après son origine, elle se dirige de bas en haut et de gauche à droite. Parvenue au niveau de la quatrième ou de la troisième vertèbre dorsale, elle occupe le milieu de la colonne vertébrale. Libre du péricarde alors, elle se recourbe pour se porter presque horizontalement de droite à gauche et d'avant en arrière, sur la partie latérale gauche de la colonne vertébrale où elle se recourbe à la hauteur de la deuxième vertèbre dorsale, pour devenir verticale et descendante.

Dans l'intérieur du péricarde, l'aorte est embrassée à gauche et en arrière par l'artère pulmonaire et par sa branche droite. A droite elle répond à la veine-cave supérieure et au poumon. En devant le médiastin la sépare du sternum.

La crosse de l'aorte est d'abord immédiatement appliquée sur la trachée artère, un peu avant la naissance des bronches, et ensuite sur le corps des deuxième et troisième vertèbres, ainsi que je l'ai déjà dit. A gauche et en avant l'aorte est reçue dans une excavation du poumon correspondant. Enfin, l'aorte répond par sa concavité à la bronche gauche, qui d'abord placée en arrière de la portion horizontale de la crosse, devient bientôt antérieure à la portion descendante de cette crosse.

L'intervalle qui sépare le point culminant de la courbure aortique de la fourchette sternale varie suivant les âges et suivant les individus : ordinairement il est de 10 à 12 lignes chez l'adulte, moindre chez le vieillard.

2° *Artère pulmonaire.* — Elle naît de la partie supérieure et gauche du ventricule droit, vers le milieu de la base du cœur, à côté de la cloison qui sépare les deux ventricules. Aussitôt après sa naissance, l'artère pulmonaire dont la marche est oblique se porte de droite à gauche en croisant le trajet de l'aorte. Au bout de 2 pouces de chemin, à la hauteur de la deuxième vertèbre dorsale, elle se divise en deux branches nommées *artères pulmonaires.*

C'est donc sous le sternum, au-dessus du cœur, au niveau de la troisième, de la quatrième ou de la cinquième côte que correspondent les artères aorte et pulmonaire.

Conséquence de ces rapports.

Il résulte de ce que nous venons de voir que l'on devra rencontrer, à l'aide d'une percussion superficielle, sur le lieu du sternum correspondant aux artères aorte et pulmonaire, la résonnance des poumons, et par une percussion profonde, de l'obscurité de son, tandis que les parties circonvoisines donneront lieu, à toute profondeur, au son clair des poumons.

Quant à l'origine des gros vaisseaux, elle se confondra naturellement, pour le percuteur, avec la base du cœur.

Procédé opératoire. — Après avoir limité le cœur dans toute sa circonférence, voici la marche que nous conseillons de suivre dans l'exploration de l'aorte et de l'artère pulmonaire (fig. 10).

1° On fera parcourir au plessimètre la direction d'une ligne horizontale, tangente à la portion du bord supérieur du cœur que le sternum recouvre. Sur deux points de cette ligne, à droite et à gauche, on rencontrera la résonnance obscure dont nous avons parlé.

On indiquera ces deux points avec de l'encre.

2° On abaissera une perpendiculaire sur le milieu de la ligne réunissant ces deux points l'un à l'autre. Cette perpendiculaire partira de la fourchette du sternum. On pratiquera la percussion sur cette deuxième ligne que l'on suivra de haut en bas, jusqu'à ce qu'on ait rencontré une nouvelle obscurité de son et on indiquera sur la poitrine ce troisième point avec de l'encre.

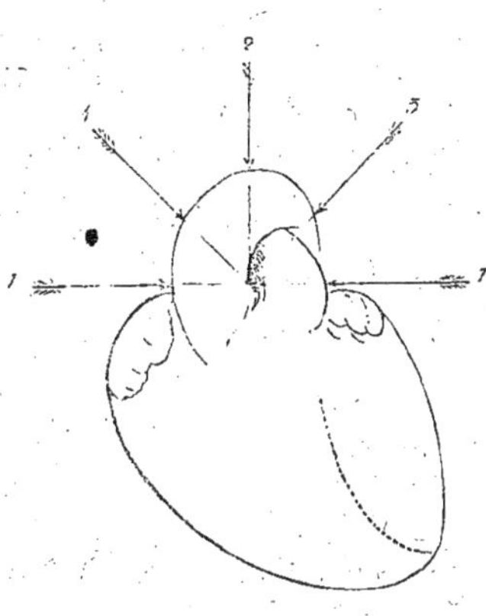

Fig. 10.
1. Première ligne. — 2. Deuxième ligne. — 3. Troisième ligne. — 4. Quatrième ligne.

3° et 4° Et pour plus de précision encore, on abaissera dans l'intervalle des deux angles droits formés par la rencontre supposée des deux premières lignes, une troisième et une quatrième lignes sur lesquelles on rencontrera deux autres points de la circonférence des gros vaisseaux.

Il ne restera plus qu'à relier tous ces points entre eux, comme nous l'avons fait dans cette figure, et de la sorte se trouvera constituée la courbe représentée par les artères aorte et pulmonaire.

La distance à laquelle ces gros vaisseaux se trouvent du sternum sera mesurée par le degré de force qu'il faudra imprimer à la percussion pour faire naître l'obscurité de son.

PERCUSSION DE L'ABDOMEN.

Considérations générales. — La cavité abdominale est bornée supérieurement par la voûte du diaphragme, inférieurement par le bassin, en arrière par la colonne lombaire, sur les côtés et antérieurement par plusieurs plans musculeux.

Cette cavité renferme tous les organes de la digestion qui font suite à l'œsophage, les voies urinaires et les organes internes de la génération.

La capacité de l'abdomen est excessivement variable, et, sous ce rapport, elle présente de nombreuses différences selon les individus.

C'est dans le but d'une plus grande précision dans les rapports des organes, que l'on a divisé les parois abdominales en plusieurs régions dont les limites sont fictives (fig. 11).

« Circonscrivez l'abdomen dans quatre cercles horizontaux, et par conséquent parallèles, dont l'un passe par l'appendice sternal, le second par le rebord de la dixième côte, le troisième par les épines iliaques antérieures et supérieures, le quatrième par le bord supérieur du pubis et vous aurez trois zones ou régions intermédiaires : l'épigastrique, l'ombilicale et l'hypogastrique. Pour plus de précision encore, chaque zone est divisée en trois segments par deux lignes verticales tirées du point le plus excentrique de l'échancrure sternale, ce qui fait neuf régions; trois médianes : la région *épigastrique*, la région *ombilicale* et l'*hypogastre*; trois latérales : l'*hypocondre*, les *flancs* ou les *lombes*, les régions *iliaques*. » (Cruveilhier, *Dictionnaire de médecine et de chirurgie pratiques*, article Abdomen, p. 68.)

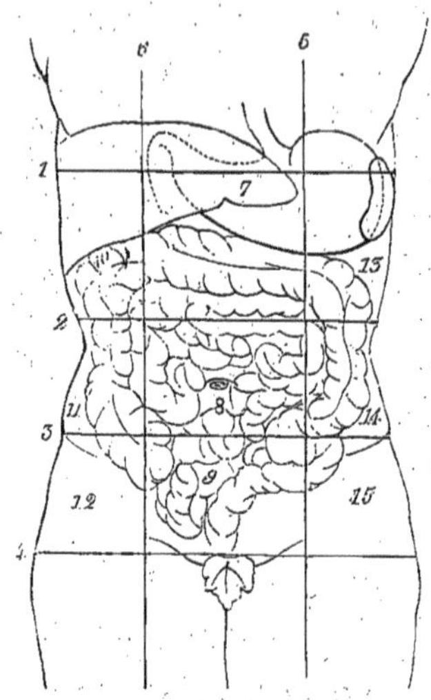

Fig. 11.

1. 2. 3. 4. Cercles horizontaux. — 5. 6. Lignes verticales. — 7. Région épigastrique. — 8. Région ombilicale. — 9. Région hypogastrique. — 10. Hypocondre droit. — 11. Flanc droit. — 12. Région iliaque droite. — 13. Hypocondre gauche. — 14. Flanc gauche. — 15. Région iliaque gauche.

Voici maintenant les organes qui répondent à chacune de ces régions :

Le foie remplit tout l'hypocondre droit; à l'épigastre correspondent une portion du lobe gauche du foie, la moitié droite de l'estomac et l'arc du colon. On trouve dans l'hypocondre gauche l'extrémité du lobe gauche du foie, la grosse tubérosité de l'estomac, la rate et la partie supérieure des reins. Au niveau de la région ombilicale se remarquent quelques anses de l'intestin grêle; des circonvolutions du même intestin existent aussi dans les deux flancs. On y trouve, de plus, à droite le colon ascendant, à gauche le colon descendant. A la région iliaque droite correspond le cœcum, tandis que l'*s* du colon répond à la région iliaque gauche.

On rencontre souvent des deux côtés, au-devant du cœcum et de l'*s* iliaque, plusieurs circonvolutions de l'intestin grêle; enfin, à la région hypogastrique correspondent les circonvolutions inférieures de l'intestin que je viens de nommer.

Telle est, en général, par rapport aux parois abdominales, la disposition des viscères renfermés dans la cavité sous-diaphagmatique; elle est loin de se prêter, comme je l'ai déjà dit, aux divisions arbitraires que les auteurs ont établies.

D'un autre côté, les viscères de l'abdomen ont des rapports multiples qu'il importe de bien préciser. Chacun de ces viscères offre à la percussion des qualités de son qui lui sont propres; chacun exige, pour être limité, des règles particulières; il est donc indispensable d'entrer dans quelques détails à ce sujet et d'étudier séparément le tube digestif, l'estomac, le foie, la rate, l'utérus, la vessie et la colonne vertébrale.

C'est en considérant tous ces organes, dans ce qu'ils ont d'accessible à la percussion médiate, mais non en suivant les divisions établies par les auteurs, que l'abdomen deviendra transparent à nos yeux, pour me servir d'une expression de M. Cruveilhier ; c'est alors seulement que nous pourrons appliquer notre doigt sur une région quelle qu'elle soit de l'abdomen et dire : Ici le foie commence et c'est là qu'il finit; ici se trouve l'estomac, un peu plus loin la rate, etc.

4° PERCUSSION DU TUBE DIGESTIF.

Disposition anatomique. — La partie la plus élevée de l'intestin grêle, connue sous le nom de *duodénum*, est profondément placée en arrière du foie, de l'estomac et des circonvolutions supérieures de l'intestin grêle proprement dit. Celui-ci occupe la plus grande partie de la cavité abdominale et le gros intestin le circonscrit assez exactement; il est en rapport supérieurement avec l'arc du colon qui le sépare du foie, de l'estomac et de la rate; inférieurement il est plongé dans le petit bassin. . .

Le colon ascendant est plus superficiellement placé que le colon lombaire gauche. Ces deux portions du gros intestin reposent en dehors sur les parois abdominales, et le rectum qui fait suite à l'*s* romaine est situé dans l'excavation du bassin où il se trouve protégé en arrière par le sacrum et le coccyx.

Les diverses parties du tube digestif ne sont point également mobiles. La première portion de l'intestin grêle est la plus fixe de toutes; le duodénum et le jéjunum, au contraire, se déplacent avec la plus grande facilité. Cette mobilité de l'intestin grêle n'est point partagée par le gros intestin, et si l'*s* iliaque jouit d'une assez grande mobilité, le cœcum est, en général, assez fixe dans la fosse iliaque droite.

Je n'ai pas à donner ici des mesures rigoureuses touchant le calibre que l'intestin présente dans les différents points de son étendue; je dirai seulement que le cœcum est, après l'estomac, la partie du tube digestif qui présente le plus grand volume; que sa capacité est, en général, plus grande que celle de l'intestin qui lui fait suite, et que, dans quelques cas, elle est double ou triple de celle de l'intestin grêle.

CONSÉQUENCE DE CETTE DISPOSITION, DE CES RAPPORTS ET DE CES CONDITIONS PARTICULIÈRES DU TUBE DIGESTIF.

Il résulte de ce qui précède que l'on devra toujours rechercher dans la région qu'elle occupe le plus ordinairement telle ou telle partie de l'intestin qu'on se propose d'étudier.

De ce que le tube digestif ne présente pas le même calibre dans tous les points de son étendue, il résulte que des fluides élastiques peuvent le distendre inégalement, et, en effet, l'intestin grêle renferme en général moins de gaz que le gros intestin. Voilà pourquoi la résonnance ne doit pas être la même, à l'état normal, sur les différentes régions de l'abdomen, et c'est ce qui explique la possibilité d'apprécier assez exactement, à travers les parois de l'abdomen, la situation des diverses portions du tube digestif.

On peut dire que la résonnance du cœcum est en général moins claire, moins tympanique que celle de l'estomac; mais qu'elle est supérieure à son tour à celle de l'*s* iliaque, à celle des colons ascendant et transverse, et à plus forte raison supérieure à celle de l'intestin grêle proprement dit.

Toutefois il ne faut pas s'attendre à rencontrer constamment des lignes de démarcation bien tranchées entre le son du gros intestin et celui de l'intestin grêle : cette distinction n'est pas toujours possible. Lorsque la portion iliaque du colon est assez distendue par des gaz, elle fournit presque autant de son que la région cœcale.

Si l'intestin grêle se trouve revenu sur lui-même, ou bien si l'on vient à l'examiner quelque temps après la digestion stomacale, il donne un son plus ou moins obscur, tandis que le gros intestin conserve sa résonnance. Par contre, si le cœcum ou l'intestin qui lui fait suite renferment des matières solides, les points correspondants donnent lieu à de la matité, tandis que l'intestin grêle, distendu par des gaz, produit un son plus ou moins clair.

Le tube digestif peut contenir à la fois des liquides et des fluides élastiques, la percussion y détermine alors le plus souvent un bruit particulier dit *humorique*.

Dans tous les cas qui viennent d'être cités, la résistance aux doigts n'est pas la même : la présence des gaz leur fait éprouver une sensation d'élasticité, les matières solides résistent à la main qui percute, les liquides cèdent au contraire et sont remarquables par leur mollesse.

Procédé opératoire. — Avant toutes choses, on fera coucher sur le dos la personne qui devra être examinée et on lui fera fléchir les jambes sur les cuisses, et les cuisses sur le bassin.

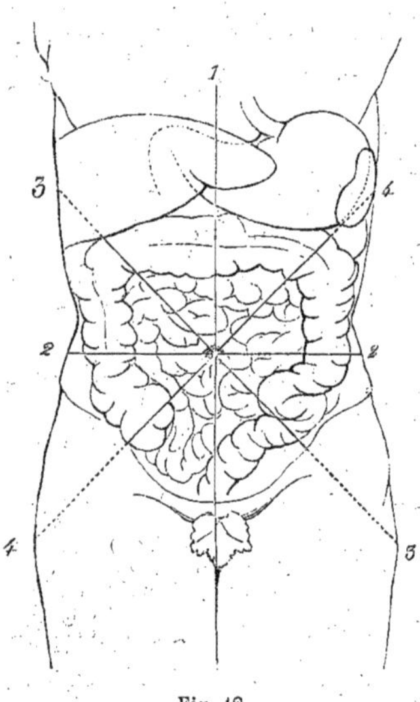

Fig. 12.
1. Première ligne. — 2. Deuxième ligne. — 3. Troisième ligne. — 4. Quatrième ligne.

Et puis on déterminera les limites inférieures du foie, de la rate et surtout celles de l'estomac.

Cela fait, on conduira la main qui percute dans la direction d'une ligne qui s'étendra de l'ombilic à la symphise des pubis et à l'appendice xiphoïde (fig. 12).

On trouvera sur le trajet de cette ligne deux nuances de son, dont l'une appartiendra à l'intestin grêle et l'autre à la portion transversale du gros intestin.

Le timbre de ces résonnances différera sensiblement. La ligne de démarcation qui séparera l'une de l'autre ces deux portions du tube digestif sera indiquée par la transition de l'une de ces résonnances à l'autre.

Une deuxième ligne horizontale, partant aussi de l'ombilic, s'étendra d'un côté et d'autre et rencontrera, à droite, une partie du colon ascendant, à gauche une partie du colon descendant et, entre ces deux portions du gros intestin, l'intestin grêle.

Deux autres lignes seront tracées dans l'intervalle des quatre angles droits formés par la rencontre des lignes 1 et 2; elles rencontreront l'une et l'autre supérieurement deux points distincts du colon transverse et inférieurement le cœcum à droite, l'*s* iliaque à gauche.

En procédant ainsi on aura donc rencontré à droite, au niveau et en avant de l'épine iliaque antéro-supérieure, la sonorité tympanique du cœcum; à gauche celle de l'*s* iliaque; sur les côtés le son clair du colon lombaire droit et du colon lombaire gauche; en haut la sonorité du colon transverse au-dessous du foie, de la rate et de l'estomac.

Pour peu que l'on conserve des doutes sur la position respective de l'estomac et du colon transverse, on fera prendre quelques gorgées d'un liquide quelconque; les points déclives occupés par l'estomac changeront de son, ainsi qu'on le verra plus bas, tandis que rien de semblable ne se passera du côté du gros intestin qui conservera entièrement, ou à peu de chose près, la même résonnance qu'auparavant.

5° PERCUSSION DE L'ESTOMAC.

Situation. — L'estomac est situé au-dessous du diaphragme, entre le foie et la rate, derrière les fausses côtes gauches. Il occupe à la partie supérieure de l'abdomen l'épigastre et une portion de l'hypocondre gauche.

Volume. — Si l'estomac est souvent caché par les fausses côtes, il lui arrive quelquefois aussi de les déborder plus ou moins en bas pour se placer derrière les parois abdominales. Son plus grand diamètre est transversal; sa direction est presque transversale et seulement un peu oblique en bas, à droite et en avant. Lorsque l'estomac est distendu par des aliments, il se rapproche de la direction verticale.

Rapports. — Sa face antérieure correspond, de droite à gauche, au lobe gauche du foie, au diaphragme qui la sépare d'une portion du cœur et du poumon gauche et aux fausses côtes, et dans l'état de distention seulement à une partie plus ou moins étendue de la paroi antérieure de l'abdomen.

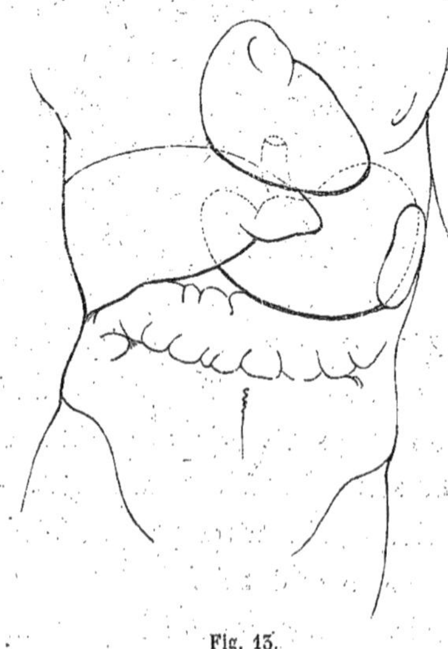

Fig. 13.

Tandis que la *petite courbure* de l'estomac correspond à l'aorte, la *grande courbure* correspond à l'arc du colon. Le *grand cul-de-sac* de l'estomac correspond à la moitié antérieure de la face interne de la rate (fig. 13).

Procédé opératoire. — La position horizontale est celle qui convient le mieux à la personne dont on veut limiter l'estomac.

Le médecin choisit de préférence le moment où cet organe est vide d'aliments.

Il se place à la droite du lit et il dessine préalablement à l'extérieur la figure du cœur, de la rate et du foie.

Cela fait, il recherche par delà ces deux derniers organes, en suivant la voie qui se trouve exposée plus loin, les limites extrêmes de l'estomac dans son diamètre transverse (fig. 14).

Ces deux points une fois découverts, on les indique avec de l'encre, puis on les réunit l'un à l'autre au moyen d'une ligne droite (ligne 1re). Cette ligne va servir à tracer toutes les autres : ce sont absolument les mêmes que celles que nous avons indiquées pour le cœur. On les suit l'une après l'autre, de la circonférence au centre, en frappant un peu plus fortement au niveau du cœur que dans l'espace compris entre cet organe[1] et la rate, entre la rate et le foie.

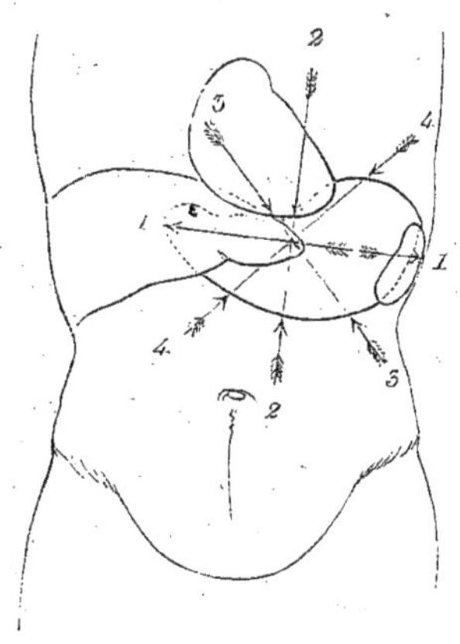

Fig. 14.
1. Première ligne. — 2. Deuxième ligne. — 3. Troisième ligne. — 4. Quatrième ligne.

La raison de ce précepte est facile à saisir, si l'on fait attention que la portion de l'estomac qui touche aux parois abdominale et thoracique est placée plus superficiellement que celle que recouvre le cœur.

Dès que la résonnance de l'estomac se trouvera indiquée sur huit points de sa circonférence, on reliera ces huit points l'un à l'autre au moyen d'une ligne courbe qui reproduira la forme et les dimensions du viscère. Alors sera venu le moment de s'assurer, par une expérience bien simple, si l'on n'a pas pris la résonnance du tube digestif pour celle de l'estomac.

En conséquence, on fera prendre un verre d'eau à la personne qu'on examine et on la fera coucher alternativement sur le côté droit et sur le côté gauche pour savoir s'il se forme ou non de la matité dans les parties déclives et de la résonnance stomacale dans les parties les plus élevées. De cette façon, on reconnaîtra d'une manière positive la situation de la grande et de la petite tubérosité de l'estomac.

1. La présence du cœur n'empêche pas de saisir la résonnance de la portion de l'estomac avec laquelle il a quelques rapports, pas plus que la rate et que le foie n'empêcheraient cette résonnance de se produire.

Faisant ensuite asseoir et porter en avant le sujet, on recherchera les limites inférieures du liquide qui vient d'être ingéré. Ces limites, pour être celles de l'estomac, doivent correspondre, ou à peu près, aux limites du même organe qui s'étaient traduites primitivement par de la résonnance tympanique.

Nous disons que ces limites correspondent, ou à peu près, à celles de la grande courbure, parce que l'estomac ne peut pas ne pas être entraîné par le liquide un peu plus bas qu'il ne l'était avant son introduction.

Nous nous empressons de faire la même remarque pour ce qui regarde les deux tubérosités de l'estomac, la petite surtout.

6° PERCUSSION DU FOIE.

Disposition anatomique. — Le foie occupe tout l'hypocondre droit. Il s'étend transversalement dans la région épigastrique et jusque dans l'hypocondre gauche.

Il répond en haut au diaphragme qui le sépare de la base du poumon droit et du cœur. En bas il repose sur l'estomac, les intestins et le rein droit. Il se trouve protégé en arrière par la colonne vertébrale, en avant par les sept ou huit dernières côtes droites.

De la position du foie, de sa forme et de son volume.

S'il était vrai de dire que le mamelon fût, toutes choses égales d'ailleurs, à la même distance des clavicules, il me suffirait d'indiquer, par rapport au mamelon lui-même, les points extrêmes auxquels peut correspondre, sans sortir des conditions physiologiques, le rebord supérieur du foie. Mais d'une part le mamelon n'est pas, je le répète, à la même distance des clavicules chez l'homme, et il existe, d'une autre part, chez la femme des différences encore bien plus grandes.

Nous sommes donc conduits à prendre des points fixes sur les pièces osseuses de la poitrine; or, d'après un relevé fait sur un très-grand nombre d'individus, j'ai trouvé que le bord supérieur du foie s'élevait le plus ordinairement jusqu'à la cinquième côte, tandis que son bord inférieur répondait assez communément, du côté droit, au rebord des cartilages.

Il résulte des recherches faites par M. Piorry à l'occasion du *Traité de la percussion médiate*, que l'étendue de l'espace où le son du foie se fait entendre, *dans l'état parfaitement sain*, est de deux pouces tout à fait à gauche, de deux pouces et demi a droite de l'appendice xiphoïde, de trois pouces vers la hauteur du mamelon et de quatre pouces au niveau de l'aisselle (*Traité de diagnostic*, n° 1810).

Reconnaître avec M. Cruveilhier que les dimensions du foie sont toujours en raison inverse l'une de l'autre, et que la forme irrégulière de cet organe échappe, par conséquent, à toute description, qu'est-ce dire autre chose sinon que rien n'est plus variable que la figure du foie? M. Cruveilhier l'a comparée pourtant avec Glisson, à un segment d'ovoïde coupé suivant sa longueur, et qui va progressivement en diminuant à mesure qu'on approche de son extrémité gauche, qui se termine en languette.

Voilà ce que l'on peut dire en général de la position, des dimensions et de la figure du foie ; mais si ces données sont suffisantes généralement parlant, n'oublions pas qu'elles rencontrent de nombreuses exceptions dans la pratique.

Voici ce que nous apprit, en effet, l'ouverture de trois sujets qui servirent à nos expériences publiques au grand amphithéâtre de l'École de Médecine[1].

1. Ces expériences sont celles auxquelles M. le professeur Piorry a fait allusion dans son *Traité de pathologie médicale* (t. I, p. 285 et suiv.), quand il a dit : « Pour démontrer aux élèves les principaux faits de la plessimétrie, je fis percuter par M. Léon Mailliot, trois cadavres pris au hasard, parmi ceux destinés aux dissections, et qui lui étaient, ainsi qu'à moi, parfaitement inconnus. Or, ce fut après la leçon, et devant de nombreux auditeurs, que ces recherches furent faites. Le cœur, le foie, la rate, etc., furent reconnus et limités à l'extérieur avec une extrême exactitude. On les entoura de carrelets qui, enfoncés autour de leur circonférence, démontrèrent que, sur aucun point, l'on ne s'était trompé..... Et tout cela se fit au milieu du bruit,

Chez l'un des sujets, le bord supérieur du foie se trouvait éloigné de vingt-six millimètres du mamelon; chez l'autre, au contraire, il s'élevait de vingt-six millimètres au-dessus du mamelon; chez le troisième enfin, le rebord supérieur du foie commençait au niveau du mamelon lui-même qui correspondait par hasard chez les trois sujets à la hauteur de la cinquième côte. Si donc on avait admis dans ces trois cas, d'après les calculs statistiques, la limite supérieure du foie au niveau du mamelon, on aurait commis deux erreurs que l'emploi de la percussion fit éviter.

Il n'est pas vrai de dire, comme quelques-uns le prétendent, que le bord inférieur du foie suit, d'une manière en quelque sorte servile, le rebord des fausses côtes, car, ainsi que l'observe M. Cruveilhier, « il déborde plus ou moins, chez la plupart des femmes, la base du thorax, descend jusque dans la fosse iliaque droite, et même atteint le détroit supérieur sans lésion aucune de sa substance. »

L'extension du foie à gauche est loin d'être toujours la même; il dépasse à peine dans quelques cas la ligne médiane, tandis qu'il se confond parfois avec la rate. Et pour faire voir combien cette limite est variable, je n'ai qu'à puiser dans les expériences qui m'ont fourni les faits dont je viens de parler. Deux fois l'organe de la sécrétion biliaire s'étendait à huit centimètres de la ligne médiane, une autre fois il ne dépassait cette ligne que de quatre centimètres.

Il n'existait pas de moindres différences dans les mesures de la hauteur du foie sous l'aisselle, sous le mamelon et sur la ligne médiane.

En effet, tandis que nous avions trouvé dans la première expérience les chiffres 5, 4 1/2, 3 au niveau de l'aisselle, du ma-

et malgré l'émotion que devait causer à un jeune homme une expérience publique aussi délicate. » (Voyez, pour plus de détails, le journal l'*Esculape*, nº du 21 janvier 1841.)

melon et de la ligne médiane, la deuxième nous avait donné les chiffres 7, 5 et 3 et la troisième enfin les chiffres 6, 5 et 4.

Donc il est indispensable de faire usage de la percussion toutes les fois qu'il s'agit d'apprécier d'une manière rigoureuse, chez un sujet donné, la position, la forme, le volume du foie.

(Pag. 201 et suiv. de mon *Traité pratique de percussion.*)

Conséquence de ces rapports. — Il résulte des rapports précédents qu'en recherchant les limites du foie, l'on devra s'attendre à trouver les résonnances suivantes :

1° Au-dessus du bord supérieur du foie, du côté droit, la résonnance claire des poumons à toute profondeur, et du côté gauche la résonnance pulmonaire superficielle ;

2° La résonnance pulmonaire dans toute l'étendue du poumon droit en rapport avec la face antérieure du foie ;

3° La matité du foie au-dessous du rebord inférieur de ce poumon ;

4° Et plus bas, au-dessous de ce rebord, la résonnance intestinale ;

5° Tout au tour du lobe gauche du foie, depuis la pointe du cœur jusqu'au niveau de l'appendice xiphoïde, la résonnance tympanique de l'estomac.

A. — PERCUSSION DU FOIE EN AVANT.

Procédé opératoire. — La personne qu'on examine peut être assise ou couchée. Dans l'un comme dans l'autre cas, l'explorateur devra se placer à sa droite.

Pour obtenir les différentes résonnances que nous venons de signaler, on tracera sur le côté droit de la poitrine des lignes parallèles entre elles et distantes l'une de l'autre de deux travers de doigt. Ces lignes s'étendront de la clavicule au rebord inférieur des côtes. A partir de ce rebord, elles seront brisées de manière à devenir perpendiculaires à l'arc des côtes (fig. 15).

1° La première ligne partira de l'extrémité interne de la clavicule droite et sera parallèle au sternum. C'est sur cette ligne qu'on pratiquera d'abord la percussion de haut en bas jusqu'à ce que l'on rencontre, à une distance plus ou moins grande du mamelon, de l'obscurité de son (résonnance pneumo-hépatique).

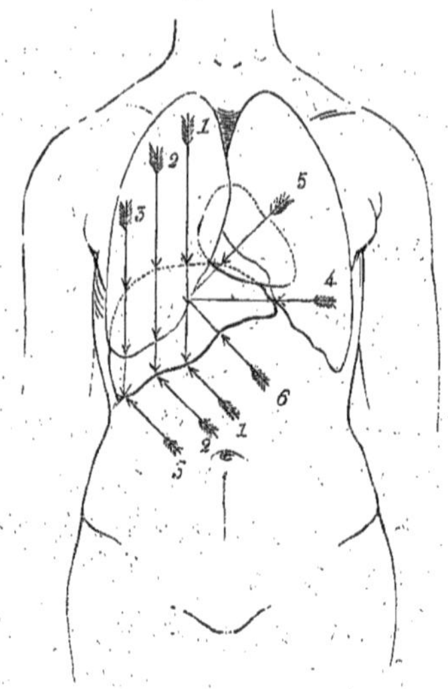

Fig. 15.
1. Première ligne. — 2. Deuxième ligne. — 3. Troisième ligne. — 4. Quatrième ligne. — 5. Cinquième ligne. — 6. Sixième ligne.

2° et 3° On suivra de la même façon la deuxième et la troisième ligne et l'on s'arrêtera encore à l'obscurité du son.

Puis on reprendra ces mêmes lignes de bas en haut en frappant avec une grande légèreté.

Le premier son qu'on produira sera celui du tube digestif et ce son contrastera avec la matité du rebord inférieur du foie.

4° Une quatrième ligne sera conduite de gauche à droite et viendra tomber perpendiculairement sur la première, dans l'intervalle des deux points qui séparent le bord supérieur du bord inférieur du foie. En suivant cette quatrième ligne, de dehors en dedans ou de gauche à droite, on produira, par une percussion faite avec infiniment de douceur, la résonnance de l'estomac d'abord, et puis la matité du foie.

5° et 6° On n'aura plus alors qu'à rechercher deux nouveaux points de la circonférence du lobe gauche du foie en percutant sur le trajet d'une cinquième et d'une sixième ligne placées dans l'intervalle que laissent entre elles la première et la quatrième ligne.

Si l'on percute légèrement autour du cœur, on provoquera la

résonnance pulmonaire. Si l'on percute avec force, au contraire, cette résonnance sera plus ou moins masquée par la matité cardiaque.

Au-dessous du cœur, le son sera nul au niveau du foie si l'on frappe légèrement; il pourra devenir tympanique si l'on frappe avec assez de force.

B. — PERCUSSION DU FOIE EN ARRIÈRE.

Il suffit de réfléchir un instant aux rapports de la glande hépatique, à droite et en avant, soit avec le poumon, au niveau de la convexité du diaphragme, soit avec le tube digestif au niveau du rebord des côtes, pour comprendre le peu de difficulté qu'on éprouve à saisir, au moyen de la percussion médiate, les limites supérieure et inférieure du foie.

J'ai donné, dans mon *Traité pratique de percussion*, les raisons de cette délimitation facile. Mais j'ai gardé le silence sur ce qui a trait à la percussion du foie par la partie postérieure du dos, parce que de nombreuses autopsies m'avaient appris que ce que l'on peut dire de la face supérieure du foie ne saurait être dit de sa face inférieure.

Je persiste dans cette manière de voir, malgré le conseil qu'a donné M. le professeur Piorry de rechercher, par derrière le dos, les limites du foie.

En effet, enlevez sur un cadavre, que vous aurez couché préalablement sur le ventre, toute la portion des parois thoracique et abdominale comprise d'une part entre le col et le rebord postérieur de l'os des iles et d'une autre part, entre la colonne vertébrale et la ligne axillaire antérieure, et vous verrez que l'on peut limiter, par delà le poumon droit, en arrière, le rebord supérieur du foie, mais qu'il n'est pas possible de limiter son rebord inférieur autrement que sous l'aisselle, de telle sorte que, latéralement, la hauteur du foie est on ne peut plus aisée à déterminer.

Mais il n'en est pas de même de toute l'étendue de ce rebord comprise entre la paroi latérale du thorax et la colonne vertébrale. En effet, ce rebord inférieur se trouve séparé : 1° *En dedans*, des parois thoraciques postérieures par le rein droit; 2° *En dehors*, par une portion plus ou moins étendue du gros intestin, tellement que, dans ce dernier rapport, il est ordinaire de trouver un intervalle de sept à huit centimètres entre le bord tranchant du foie et la paroi postérieure du thorax.

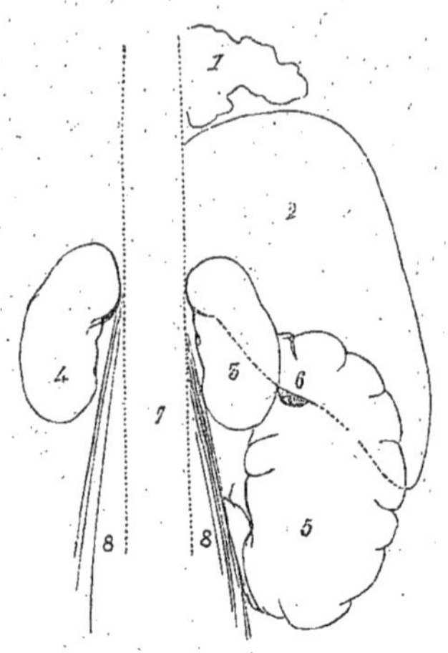

Fig. 16.

1. Poumon droit rétracté — 2. Face postérieure du foie. — 3. Rein droit. — 4. Rein gauche. — 5. Portion du colon ascendant. — 6. Vésicule biliaire. — 7. Colonne vertébrale. — 8. 8. Muscle psoas iliaque.

Pour rendre plus sensible ce que je viens de dire, je joins ici une figure que j'ai faite d'après nature, à l'autopsie d'une femme âgée d'une trentaine d'années, morte phthisique, après avoir mis au monde un fœtus âgé de six mois (fig. 16).

Le foie était donc en grande partie masqué, *en dedans*, par la moitié supérieure du rein; *en dehors*, par une portion du gros intestin. Au niveau de la circonférence externe du rein, le bord tranchant du foie était éloigné de sept centimètres de la paroi postérieure du thorax. Cet écartement était moins grand en dehors de la vésicule du fiel.

C. — PERCUSSION DE LA VÉSICULE DU FIEL.

Si la vésicule débordait le foie, on pourrait apprécier ses dimensions en percutant d'abord suivant la direction d'une ligne parallèle au rebord inférieur du foie et distante de ce rebord d'un demi-travers de doigt, et en suivant après cela une autre ligne qui s'élèverait de bas en haut sur le milieu de celle qui mesurerait la largeur de la vésicule (fig. 17).

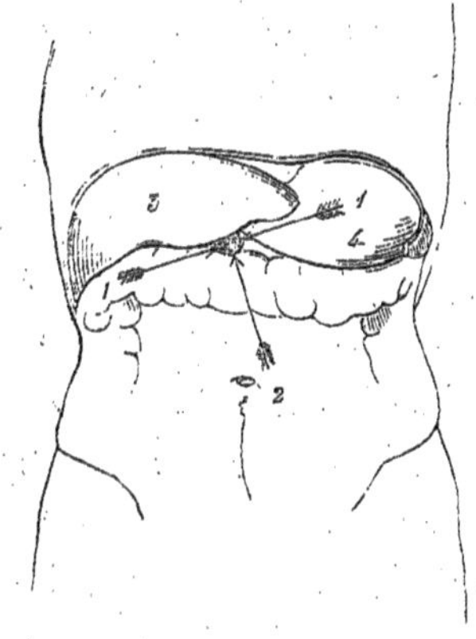

Fig. 17.
1. Première ligne. — 2. Deuxième ligne. 3. Foie. — 4. Estomac. — 5. Colon transverse.

Pour cette exploration, il est indispensable de frapper avec une légèreté infinie, afin que la matité de la vésicule se dessine sur la résonnance tympanique du colon transverse.

On peut encore espérer de limiter la vésicule par derrière le foie, car les points qui lui correspondront ne permettront pas de provoquer aussi facilement le son tympanique que les points circonvoisins. Dans ce cas, on pratiquera une percussion d'autant plus profonde que la portion du foie qui correspond aux cartilages costaux sera plus épaisse.

7° PERCUSSION DE LA RATE.

Situation. — La rate est profondément située dans l'hypocondre gauche au-dessous du diaphragme, au-dessus de l'angle de réunion des colons transverse et descendant, entre la tubérosité de l'estomac et les fausses côtes, au devant de la capsule surrénale et de la partie supérieure du rein correspondant.

Forme.—C'est celle d'un segment de sphère un peu allongé, d'ellipsoïde dont le grand diamètre serait à peu près vertical.

Rapports. —Sa face externe répond pour l'ordinaire aux septième, huitième, neuvième, dixième et onzième côtes gauches. Elle est contigüe au diaphragme qui la sépare dans le tiers supérieur ou dans la moitié de sa hauteur, d'une lame mince du poumon gauche.

Sa face interne est partagée en deux parties par une gouttière longitudinale (scissure). La partie postérieure à cette gouttière est appliquée sur le côté gauche de la colonne vertébrale, l'antérieure répond au grand cul-de-sac de l'estomac.

Dimensions. — On a dit que le volume de la rate présentait les variétés les plus nombreuses et que, pour ce motif, il ne pouvait être assigné d'une manière exacte (H. Cloquet, *Traité d'Anat. descript.*, t. II, p. 642. Paris, 1836).

Dans les recherches que j'ai faites à ce sujet et qui ont été rappelées par M. le professeur Piorry dans le tome VI (p. 12) de son *Traité de pathologie médicale*, j'ai trouvé le plus ordinairement à la rate sept, huit ou neuf centimètres de hauteur. J'ai vu en même temps que le petit diamètre de cet organe représentait le plus souvent les trois quarts du grand diamètre.

Conséquence de ces rapports. — D'après les rapports de la rate que nous venons de signaler, on doit s'attendre à rencontrer autour de cet organe les résonnances suivantes :

1° En haut, la résonnance pulmonaire,

2° En bas, la résonnance intestinale,

3° En avant, la résonnance stomacale,

4° En arrière, la matité rénale.

Procédé opératoire. — On fait placer la personne qu'on examine sur le côté droit, les jambes fléchies, le bras gauche éloigné du tronc, ou bien encore on la laisse couchée horizontalement sur le dos, en ayant soin de lui faire dépasser un peu le bord du lit, afin de n'être point gêné dans son examen. Ces précautions prises, voici la marche qui nous paraît la plus naturelle pour arriver à la délimitation précise de la rate (fig. 18).

1° Une ligne oblique qui se rendrait du creux de l'aisselle à l'épine iliaque antérieure et supérieure suivrait la direction de la scissure de la rate.

C'est donc cette ligne qu'il convient de suivre la première, de haut en bas d'abord, et ensuite de bas en haut, jusqu'à ce que l'on rencontre supérieurement de l'obscurité de son (résonnance pneumo-splénique), inférieurement de la matité.

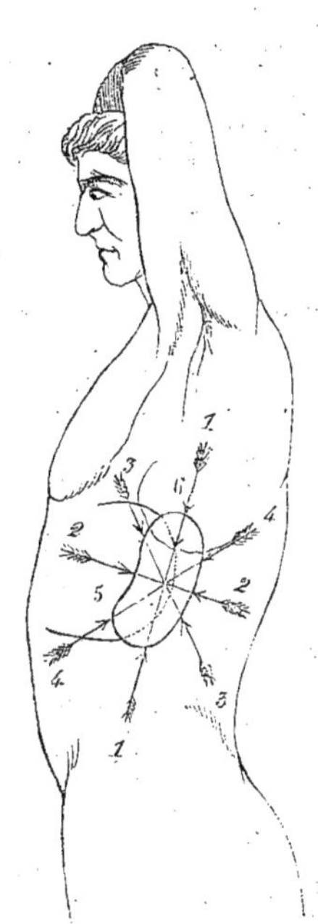

Fig. 18.
1. Première ligne. — 2. Deuxième ligne. — 3. Troisième ligne. — 4. Quatrième ligne. — 5. Estomac. — 6. Poumon gauche.

2° Une deuxième ligne dirigée de droite à gauche est menée perpendiculairement sur le milieu de l'axe présumé de la rate, c'est-à-dire à une distance égale de l'obscurité de son et de la matité précédentes, et sur le trajet de cette ligne on rencontre successivement, en frappant avec légèreté, 1° la résonnance stomacale ; 2° la matité splénique.

3° et 4° Les deux angles droits formés par la réunion de ces deux premières lignes sont divisés en deux angles aigus égaux entre eux par deux autres lignes qui sont dirigées, comme la deuxième, de dedans en dehors.

Sur le trajet de l'une de ces lignes (la 4me), on rencontre la matité de la rate, et sur le trajet de l'autre (la 3me) on rencontre plutôt de l'obscurité de son due à la présence du poumon superficiellement placé et de la rate placée profondément.

On peut encore trouver, par la percussion, la portion de la rate correspondant au tiers postérieur et supérieur de sa circonférence, puisqu'elle dépasse le rein. On n'a, pour cela, qu'à prolonger la 4me ligne et on percute dans sa direction de haut en bas jusqu'à ce que la résonnance pneumo-splénique, ou, ce qui est la même chose, l'obscurité de son se manifeste.

C'est ainsi qu'on circonscrit la rate dans les trois quarts de sa circonférence.

Mais on peut apprécier, de plus, ses divers degrés d'épaisseur et de consistance non moins que ses rapports avec les organes voisins.

Plus est grande la résistance qu'éprouvent les doigts chargés de percuter, plus est grande la consistance de la rate.

Son épaisseur se mesure, à son tour, au degré de force qu'il faut apporter à la percussion pour évoquer, par derrière la rate, le son de l'estomac.

Enfin, comme il importe autant de connaître les rapports du poumon avec la rate, que ceux de la rate avec la grosse tubérosité de l'estomac, on parcourt de nouveau la première ligne de haut en bas et la seconde de dedans en dehors.

On frappe légèrement sur le trajet de la première jusqu'à ce qu'on n'obtienne plus à la place de la résonnance pulmonaire que de la matité. L'étendue de cette résonnance fait connaître l'étendue des rapports du poumon avec la partie supérieure de la face externe de la rate.

On frappe plus ou moins fort sur le trajet de la deuxième ligne, pour provoquer, au niveau de la rate, la résonnance profonde de l'estomac. Cette résonnance obscurcie par la rate disparaît brusquement au niveau de la scissure où elle est remplacée par la matité splénique.

8° PERCUSSION DES REINS.

Situation. — Les reins sont situés profondément dans les régions lombaires, sur les côtés de la colonne vertébrale, au niveau des deux dernières vertèbres dorsales et des deux premières lombaires, l'un à droite, l'autre à gauche. Ordinairement le rein gauche est plus élevé que le droit.

Rapports. — La face antérieure est en rapport à droite avec la portion verticale du duodénum, le foie et le colon ascendant et à gauche avec la rate et le colon descendant.

La face postérieure est séparée supérieurement, lorsque les

poumons occupent toute l'étendue de la cavité thoracique, d'une lame mince du poumon par le muscle diaphragme.

Inférieurement, cette face est en rapport médiat avec l'aponévrose du muscle transverse de l'abdomen.

L'extrémité supérieure des reins embrassée par la capsule surrénale s'élève jusqu'à la dixième vertèbre du dos. L'extrémité inférieure se rapproche plus ou moins de la crête iliaque.

La circonférence des reins est en rapport, en dedans, avec la colonne vertébrale dont elle est séparée par le muscle psoas iliaque, en dehors avec le colon, en haut avec des portions d'intestin ou avec une partie de l'estomac, en bas avec des anses intestinales.

En avant, le rein droit est recouvert plus ou moins complétement par la glande hépatique aussi bien que par la deuxième portion du duodénum et le colon lombaire correspondant.

Le rein gauche, de son côté, affecte des rapports plus ou moins étendus avec la rate et la grosse tubérosité de l'estomac.

Volume. — Les dimensions ordinaires des reins sont, au rapport de M. Cruveilhier, de 3 pouces 1/2 à 4 pouces de long, 2 de large et 1 d'épaisseur.

Direction. — La direction des reins est légèrement oblique de dedans en dehors et de haut en bas. On aura une idée de cette obliquité si l'on se souvient que la partie la plus élevée du bord interne est directement appliquée contre la colonne vertébrale, tandis que la partie la plus voisine de la crête iliaque peut se trouver à deux travers de doigt de cette colonne. L'axe des reins est donc, à peu de chose près, parallèle au bord externe du muscle psoas-iliaque.

CONSÉQUENCE DE CES RAPPORTS ET DE CETTE SITUATION.

Je ne saurais assez appeler l'attention, ainsi que je l'ai dit ailleurs (*Examinateur médical*, t. III, n° 19, 1843), sur les rapports que je viens d'indiquer et notamment sur ceux qui regardent la face postérieure des reins; car ce sont eux qui doivent servir de base aux règles qu'il convient de tracer pour conduire, le plus sûrement possible, à la délimitation des organes sécréteurs de l'urine. Ces rapports nous permettent d'apprécier assez exactement le degré d'obliquité des reins eu égard à la colonne vertébrale ; ils nous expliquent en second lieu pourquoi la percussion ne doit pas donner lieu d'un côté comme de l'autre à des résultats tout à fait identiques. En effet, tandis que la présence du foie s'oppose inévitablement à ce que, par une percussion même assez bien faite, on obtienne, au-dessus de l'empreinte rénale, une résonnance très-claire, celle-ci est de la dernière évidence, au contraire, du côté gauche, où le rein se trouve surmonté non plus par un organe dense, mais bien par une portion de la grosse extrémité de l'estomac.

On peut déjà prévoir, *a priori*, d'après les rapports ordinaires qu'affectent la rate et le foie avec le tiers ou la moitié de la circonférence extérieure des reins, que la limitation de ces derniers organes ne peut offrir de la difficulté dans la portion inférieure de la même circonférence externe que ne touchent ni le foie ni la rate.

La même chose peut se dire de la limite inférieure des reins, parce qu'à ce niveau, il n'existe guère, en général, que des anses intestinales.

S'il arrivait parfois que les reins, descendant plus bas que de coutume, se trouvassent placés au-devant du grand bassin, les résultats de la percussion n'en seraient pas moins évidents, les os des îles remplissant, dans ces cas exceptionnels, le rôle de plessimètre.

Procédé opératoire. — La personne qu'on se propose d'examiner sera assise, ou couchée sur le ventre appuyé sur un oreiller, de manière à ce que le dos soit un peu voûté.

Il est indispensable de limiter d'abord la colonne vertébrale depuis la septième ou huitième vertèbre dorsale jusqu'au sacrum.

De chaque côté de cette portion de la colonne vertébrale, on figure approximativement le rebord externe des muscles psoas-iliaques. Ce rebord se trouve représenté à droite et à gauche par une ligne oblique, de dedans en dehors, qui, partant de la partie latérale de la dixième vertèbre du dos, vient tomber sur les os des îles à une distance de deux travers de doigt environ de la colonne lombaire.

Après ces préliminaires, il ne reste plus qu'à procéder à la percussion des reins.

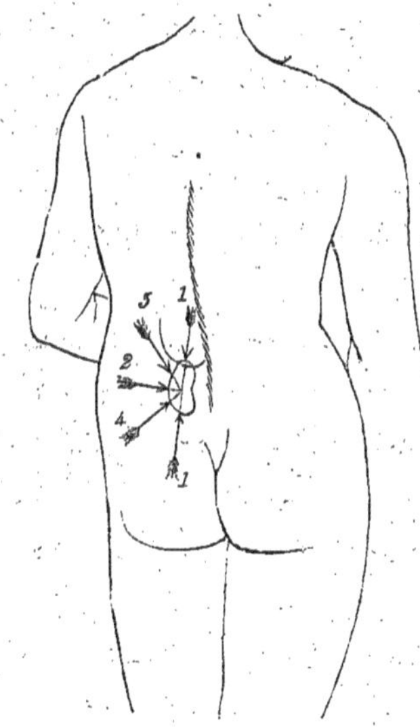

Fig. 19.
1. Première ligne. — 2. Deuxième ligne. — 3. Troisième ligne. — 4. Quatrième ligne.

Quatre lignes sont, à cet effet, tracées successivement sur la partie postérieure du dos (fig. 19).

1° La première est dirigée parallèlement au muscle psoas-iliaque, un travers de doigt plus en dehors.

Sur le trajet de cette ligne on trouve supérieurement de l'obscurité de son, inférieurement de la matité.

La distance qui sépare ces deux résonnances l'une de l'autre mesure la hauteur du rein.

2° La deuxième ligne est amenée de dehors en dedans, perpendiculairement, sur le milieu du rein, et sur l'un des points de cette ligne on rencontre la matité rénale.

3° et 4° La troisième et la quatrième lignes sont dirigées encore de dehors en dedans vers le milieu de l'espace que circonscrivent les deux premières lignes. C'est dire que toutes ces lignes se rencontrent au point central.

On réunit entre eux, d'un trait de plume, les points indiquant l'obscurité de son ou la matité, et de la sorte se trouve dessinée la circonférence du rein.

Revenant alors sur le trajet de la première ligne, on la parcourt de haut en bas, en frappant très-légèrement, jusqu'à ce que la résonnance pulmonaire disparaisse pour faire place à la matité rénale. On connaît de cette manière l'étendue des rapports des poumons avec la face postérieure des reins.

9° PERCUSSION DE L'UTÉRUS.

Situation. — *Rapports.* — L'utérus est, *à l'état de vacuité*, situé dans l'excavation du bassin, entre le rectum et la vessie. Son axe se confond avec celui du détroit supérieur du bassin; il est donc oblique de haut en bas et d'avant en arrière.

Tandis que la face antérieure de l'utérus répond à la vessie, dont elle est le plus souvent séparée par quelques anses intestinales, son bord supérieur se trouve recouvert par les circonvolutions inférieures de l'intestin grêle.

A l'état de plénitude, l'utérus éprouve des changements notables dans sa situation, dans son volume et dans sa forme et il en fait subir également aux parties voisines. 1° *Situation.* L'utérus reste plongé jusqu'au troisième mois dans l'excavation du bassin ; mais, dans le courant du quatrième mois, le fond de cet organe dépasse, de deux travers de doigt, le détroit supérieur. Il s'approche ensuite de l'ombilic dans le cinquième mois, atteint ou dépasse même ce point central à la fin du sixième mois, et s'élève encore dans le septième et dans le huitième mois, sans atteindre jamais le diaphragme et puis, à mesure que le terme de la grossesse arrive, la matrice semble s'affaisser sur elle-même; elle s'élargit transversalement et d'avant en arrière, dans une proportion plus grande qu'elle ne l'avait fait jusqu'alors. Elle se porte, huit fois sur dix, du côté droit.

2° *Volume.* — Le volume de l'utérus va donc toujours croissant, comme l'a répété M. Cazeaux, depuis le commencement jusqu'à la fin de la grossesse, mais cette progression n'est pas uniforme. On a noté que le diamètre transversal était

à 3 mois de 7 centimètres.
à 4 mois de 9 cent. 1/2.
à 6 mois de 16 centimètres.
à 9 mois de 24 —

Le diamètre vertical a été trouvé semblable au transversal aux troisième et quatrième mois. Ce diamètre était, au sixième mois, de 22 centimètres et au neuvième de 32 à 37.

3° *Forme*. — « D'abord aplatie sur les deux faces, la matrice s'arrondit, devient bientôt pyriforme, puis sphéroïde, et, tout à fait à la fin de la grossesse, elle a la forme d'un ovoïde légèrement aplati d'avant en arrière. Sa face antérieure est cependant beaucoup plus bombée que la face postérieure qui est déprimée pour s'accommoder à la saillie lombaire. » (Cazeaux. *Traité théor. et prat. de l'art des accouchements*, p. 60. Paris, 1841.)

4° *Changements survenus dans les parties voisines*. — Nous ne pouvons pas étudier ici tous ces changements qui portent sur les ligaments, sur les trompes, sur les ovaires, sur le vagin, sur le méat urinaire, etc. Nous avons à rappeler seulement que l'utérus, en s'élevant graduellement dans l'abdomen, entraîne après lui le péritoine qui le recouvre, que la vessie remonte le plus ordinairement au-dessus du détroit supérieur, que la masse des intestins grêles est refoulée par l'ascention de l'utérus vers le côté gauche, et que par suite le colon transverse se trouve tendu, le diaphragme refoulé, la cavité thoracique diminuée de haut en bas.

A. — PERCUSSION DE L'UTÉRUS A L'ÉTAT DE VACUITÉ.

Nous n'avons pas de procédé opératoire à proposer pour la percussion de l'utérus à l'état de vacuité, et fussions-nous bien convaincu que, dans cette condition, cet organe fût accessible à ce moyen d'exploration, plusieurs raisons nous feraient un devoir de réserver cette question.

L'utérus est si profondément placé dans l'excavation du bassin, qu'on ne saurait produire, sur tous les points de cette excavation, que des sons propres à l'intestin. L'absence de toute obscurité de son, et, à plus forte raison, de toute matité, peut avoir de l'importance comme signe négatif de la grossesse; mais il y a loin de la percussion de l'utérus, faite exclusivement pour éclairer le diagnostic, à la percussion pratiquée dans le but de rechercher les limites de l'utérus à l'état de vacuité.

B. — PERCUSSION DE L'UTÉRUS DANS LA GROSSESSE.

Nous n'en dirons pas de même de cet organe distendu par le produit de la conception.

Alors, en effet, il a acquis, après un temps plus ou moins long, de telles dimensions, qu'on peut le découvrir plessimétriquement, non-seulement avec facilité, mais encore avec quelque avantage.

C'est vers la fin du troisième mois de la grossesse, c'est-à-dire à l'époque où l'on est loin encore de pouvoir utiliser l'auscultation, que la percussion peut faire confondre la circonférence supérieure de l'utérus avec la forme que présente la vessie distendue par de l'urine.

Ces deux organes ne se distinguent alors parfaitement bien l'un de l'autre que par les différences qu'ils présentent à la sensation tactile. La vessie céde sous les doigts, tandis que l'utérus résiste.

Et à mesure que cet organe se développe et qu'il se rapproche de l'ombilic, on éprouve, sur les différents points de son étendue, la sensation de mollesse et de dureté, en rapport soit avec le liquide que l'utérus renferme, soit avec les diverses parties constituantes du fœtus.

Procédé opératoire. — On fait coucher sur le bord du lit la personne qu'on examine et on lui fait relever les cuisses sur le bassin.

Dans cet état de choses, les parois abdominales se trouvent

relâchées, et il est facile, en les déprimant doucement et graduellement avec le plessimètre, d'atteindre l'utérus et d'obtenir la matité qui lui est propre dégagée des sons intestinaux. On fera suivre au plessimètre la direction de trois lignes qui partiront l'une de l'appendice xiphoïde et les deux autres chacune de l'épine iliaque antérieure et supérieure et aboutissant toutes à la symphyse des pubis.

Ce procédé opératoire conviendra surtout dans les premiers temps de la grossesse et tant que l'utérus n'aura pas abandonné l'excavation pelvienne.

Il sera applicable encore aux cas où cet organe arrive au détroit supérieur, c'est-à-dire environ trois mois après la conception.

Mais il pourra subir une heureuse modification à l'époque où l'utérus deviendra tellement accessible à la palpation, qu'il sera devenu facile d'apprécier sa situation relativement à la cavité abdominale.

Nous procédons alors de la manière suivante (fig. 20) :

Après avoir constaté la distance qui sépare la symphyse des pubis du point le plus élevé du fond de l'utérus, nous faisons suivre au plessimètre la direction d'une ligne horizontale placée à égale distance de ces deux points, et nous indiquons, avec de l'encre, les limites latérales de l'utérus sur cette première ligne, puis nous abaissons une perpendiculaire (2e ligne) sur le milieu de la première et cette ligne divise l'utérus en deux parties égales.

Enfin, pour plus de précision, nous suivons encore deux autres lignes dans l'intervalle des deux premières, et nous trouvons de la sorte plusieurs points de la circonférence de l'utérus, qui, réunis l'un à l'autre, donnent la forme et les dimensions de cet organe.

La circonscription de l'utérus et la détermination précise de sa position dans la cavité abdominale ont acquis, de nos jours, une grande importance depuis les publications remarquables de M. Depaul[1]. (*De l'auscultation obstétricale étudiée surtout comme moyen de diagnostic des présentations et positions du fœtus;* Thèse de Paris, 19 décembre 1839. — *Traité théorique et pratique d'auscultation obstétricale*, in-8°; Paris, 1847.)

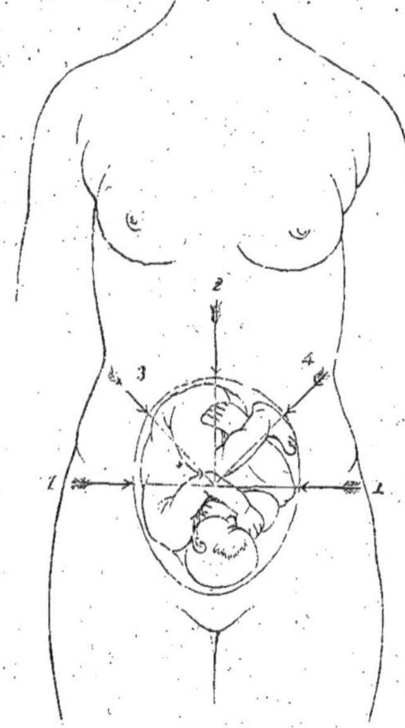

Fig. 20.
1. Première ligne. — 2. Deuxième ligne. — 3. Troisième ligne. — 4. Quatrième ligne.

Cette double appréciation place le médecin dans les conditions les plus favorables pour diagnostiquer, sur la foi du summum d'intensité des battements du cœur du fœtus sur tel ou tel point de la matrice, ses positions et ses présentations.

A ce point de vue, la percussion prépare le travail de l'auscultation; elle rend ses recherches et ses résultats plus précis, et c'est là peut-être, dans l'étude

1. Je n'ai pas à rechercher, dans cet ouvrage, si tout ce qu'il y a de neuf et de vrai dans les recherches stéthoscopiques relatives au diagnostic des présentations et des positions du fœtus, avait été trouvé par Hohl dès l'année 1833.

Je laisse aux hommes spéciaux, plus compétents que moi sur cette matière, le soin de décider cette question.

Mais je dois signaler à ceux qui s'occupent d'auscultation obstétricale, la note que M. Chailly-Honoré, a inséré dans l'*Union médicale*, le 19 juillet 1851.

Ce médecin distingué cite, dans cette note, les nombreux auteurs qui se sont engagés dans la voie que Hohl avait ouverte, et il discute sur la part plus ou moins large qui revient à l'auscultation dans le diagnostic des présentations et des positions du fœtus, avant l'accouchement et pendant qu'il a lieu.

Quelle que soit l'opinion que l'on adopte sur ce sujet, quelle que soit la supériorité que l'on accorde aux travaux originaux sur les travaux ultérieurs conçus dans le même sens et avec le même esprit, il n'en est pas moins vrai que chacun de ces travaux, qui fait ressortir l'importance de l'auscultation obstétricale, se recommande, à des titres divers, à l'attention des accoucheurs.

de la grossesse, sa plus belle prérogative. Si ce n'était cet avantage immense, les services de la percussion s'effaceraient ici devant les services bien autrement précieux de l'auscultation médiate.

10° PERCUSSION DE LA VESSIE.

Situation. Rapports. — La vessie est logée dans l'excavation du bassin, où, suivant le degré de son développement, elle présente des rapports plus ou moins étendus en avant et supérieurement avec les circonvolutions inférieures de l'intestin grêle et la paroi de l'abdomen, latéralement avec l'*s* iliaque et le cœcum.

Il résulte de ces rapports, que si la vessie se trouve vide, ou du moins peu distendue par de l'urine, on ne devra s'attendre à produire avec le plessimètre, au niveau de la cavité pelvienne, que des sons en rapport avec l'état matériel des circonvolutions inférieures de l'intestin grêle, tandis qu'il n'en sera pas entièrement ainsi, lorsque la vessie aura refoulé dans certaines proportions, ces circonvolutions intestinales.

Alors, en effet, une percussion superficielle fera découvrir à l'étendue de la matité, l'étendue des rapports de la vessie avec la paroi abdominale, tandis que la percussion profonde fera connaître les rapports des autres points de la vessie avec le tube digestif.

Procédé opératoire. — Dans tous les cas, on fera parcourir successivement au plessimètre la direction de trois lignes convergeant l'une vers l'autre et allant aboutir à la symphyse des pubis. L'une de ces lignes prendra son point de départ à l'ombilic. Les deux autres se dirigeront obliquement l'une vers l'autre, de haut en bas, à partir de l'épine iliaque antérieure et supérieure (fig. 21).

La limitation de la vessie sera faite en deux temps. Dans le premier, on recherchera, par la percussion légère et superficielle dont nous avons parlé la matité superficielle; dans le second temps, on recherchera, en déprimant jusqu'à la vessie la paroi de l'abdomen, la matité profonde.

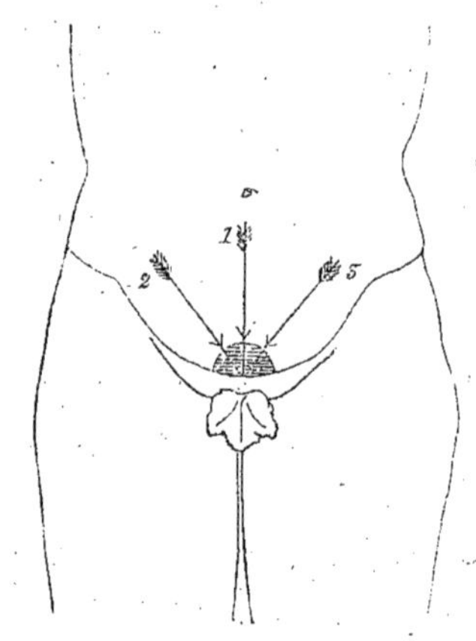

Fig. 21.
1. Première ligne. — 2. Deuxième ligne. — Troisième ligne.

Il va sans dire que, pour obtenir ces deux matités, la seconde surtout, on devra faire placer les muscles abdominaux dans le relâchement, afin que tous les points de la circonférence de la vessie deviennent accessibles à la percussion.

11° PERCUSSION DE LA COLONNE VERTÉBRALE.

Considérations anatomiques.—Avant de procéder à la percussion du rachis, on devra se souvenir de la largeur des vertèbres relativement l'une à l'autre et relativement aux régions du col, du dos et des lombes.

Sur un squelette de femme bien conformé, 1° la largeur de la deuxième vertèbre du col (corps et apophyses transverses) était de cinq centimètres, tandis que celle de la septième vertèbre était de sept centimètres cinq millimètres. Entre ces deux extrêmes, les dimensions croissaient successivement de haut en bas.

2° Le corps de la première vertèbre du dos, au niveau de son articulation avec la côte correspondante, était large de quatre centimètres, tandis que celui de la douzième n'avait en plus que vingt-cinq millimètres.

Les apophyses transverses dépassaient à droite et à gauche de un centimètre le rebord du corps de ces vertèbres.

3° La première vertèbre lombaire était large de quatre centimètres cinq millimètres et la deuxième avait un peu plus de cinq centimètres. La troisième et la quatrième étaient à peine plus larges.

4° Les épines iliaques postérieures étaient à la hauteur du disque qui sépare la troisième vertèbre lombaire de la quatrième.

Procédé opératoire. — Le premier soin qui doit occuper le médecin qui se dispose à percuter la colonne vertébrale, consiste à rechercher, au moyen de la palpation, les points les plus saillants des apophyses épineuses et à les indiquer sur la peau avec de l'encre.

Quand on veut se borner à connaître la position des apophyses épineuses relativement l'une à l'autre et relativement aux parties circonvoisines, on peut saisir ces apophyses entre l'index et le médius de la main droite et faire parcourir à ces doigts, à deux ou trois reprises successives et rapides, tout le trajet de la colonne, en appuyant fortement sur les parties latérales des apophyses épineuses.

On arrive de cette façon, à produire sur la peau, une rougeur linéaire qui correspond parfaitement à la saillie des apophyses.

J'ai l'habitude d'employer concurremment, dans tous les cas, les deux méthodes dont je viens de parler.

Lorsque les résultats de l'une sont conformes à ceux de l'autre, on peut compter sur leur exactitude.

La limitation de la colonne vertébrale réclame beaucoup d'attention de la part du médecin et une attitude convenable de la part de celui qu'on examine. Celui-ci se couche en pronation sur le bord droit du lit (le ventre et la poitrine appuyés sur des oreillers), ou mieux encore, il s'assied en travers sur le même lit (les épaules situées à la même hauteur, les omoplates tenues bien symétriquement, et à égale distance du rachis).

A défaut de lit, la personne qu'on va percuter se met à cheval sur un tabouret ou sur une chaise.

Dans le premier cas, le médecin se tient comme la personne

à la droite du lit, dans tous les autres cas, il se place directement en arrière d'elle[1].

Le plessimètre doit être solidement maintenu, mais sans effort, contre les parois thoraciques et abdominales, dont il déprime les parties molles. On le conduit alternativement de droite à gauche et de gauche à droite, dans toute la hauteur du rachis, à la distance, chaque fois, de deux travers de doigt (fig. 22).

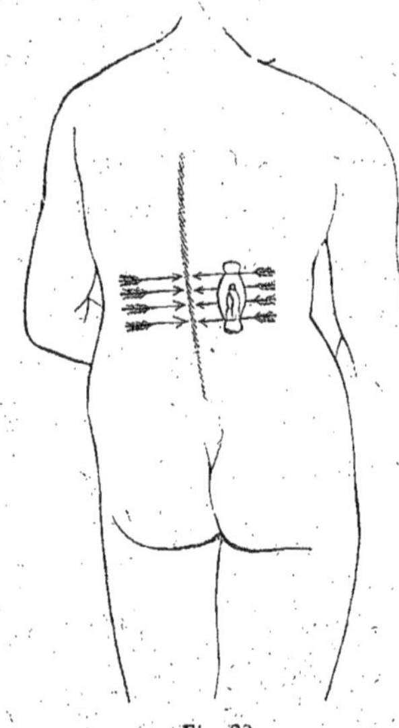

Fig. 22.

Les limites de la colonne vertébrale sont indiquées avec un trait de plume à mesure qu'on les saisit.

Le plessimètre de forme ovale que j'ai proposé dans le temps[2] et dont j'ai donné l'image au commencement de ce travail (fig. 5) me paraît devoir être préféré aux plessimètres circulaires. Le doigt indicateur et le pouce de la main gauche servent à le maintenir parallèlement à l'axe du rachis. On frappe ensuite sur cet instrument, tout près de son rebord le plus voisin des apophyses épineuses, avec des degrés alternatifs de force et de faiblesse. On procède de plus, dans cette percussion, avec assez de rapidité pour saisir plus facilement la ligne de démar-

1. Les positions qui viennent d'être indiquées seront prises de préférence à toutes autres et en particulier à celle qui consiste à s'asseoir dans le milieu du lit, en fléchissant le tronc sur les cuisses. Cette attitude, en même temps qu'elle est très-fatigante pour le sujet de l'exploration, est gênante pour l'explorateur.

2. Voyez le journal l'*Esculape*, pour l'année 1840, où la description de cet instrument se trouve faite pour la première fois. Deux années plus tard, M. Bennet le fit représenter dans le journal mensuel des Sciences Médicales de Londres et d'Edimbourg. (*Monthly journal of med. science for february*, 1842.)

cation qui sépare la résonnance des poumons et de l'intestin de celle des vertèbres.

Les doigts qui frappent (je me sers exclusivement de l'index et du médius) arrivent en même temps et aussi perpendiculairement que possible sur la plaque d'ivoire ou de métal. Ces deux doigts sont superposés et leur face unguale regarde en haut. (*Voyez la figure précédente.*)

On pourrait, à la rigueur, percuter sur le doigt indicateur de la main gauche, mais cette pratique aurait, entre autres inconvénients, celui d'éloigner davantage les doigts percuteurs de la surface des vertèbres. On perçoit mieux d'ailleurs, avec un plessimètre, la résistance propre à la colonne vertébrale. Cette résistance est moindre quand on frappe sur une phalange dont la densité est inférieure à celle des vertèbres.

Une percussion un tant soit peu forte de la colonne vertébrale, fait résonner les portions des poumons et de l'intestin situées en avant de cette colonne. On provoque même cette résonnance en frappant directement, avec l'index et le médius de la main droite, sur les apophyses épineuses.

En dehors de ces apophyses, la percussion directe perd de ses avantages en raison de l'épaisseur des muscles longs du dos. C'est donc à la percussion médiate qu'il est préférable d'avoir recours.

Tel degré d'impulsion qui suffit pour provoquer la résonnance des poumons situés dans l'espace compris entre l'angle des côtes et les apophyses transverses des vertèbres, n'est pas suffisant pour produire le résonnement des portions des poumons qui correspondent, en avant, à la colonne vertébrale. C'est assez dire qu'il ne faut apporter à la percussion de la colonne thoracique que le degré de force nécessaire à la production de la résonnance *costo-pulmaire.*

En se conformant à ces règles, on limite le rachis avec assez de précision, et on ne saurait douter de son état normal, si les apophyses épineuses suivent la direction d'une ligne verticale et si elles occupent exactement le milieu du corps des vertèbres.

Si l'on percute avec assez de délicatesse et d'habileté la colonne vertébrale, pour ne faire résonner exclusivement que les pièces osseuses qui la composent, on remarque que cette *résonnance*, qu'on peut appeler *osseuse* ou *vertébrale*, a un caractère particulier de sécheresse qui diffère essentiellement, par sa nature, du son que donnent les poumons et le tube digestif.

On n'éprouve pas une différence moins grande dans la sensation tactile, lorsque l'on percute alternativement au niveau du rachis et de la gouttière costo-vertébrale. La résistance aux doigts est beaucoup plus marquée dans le premier cas que dans le second.

La sensation de résistance et de dureté que l'on éprouve en percutant la colonne vertébrale ne rencontre d'analogue que dans la percussion du crâne, dans celle de la rotule, de la face interne du tibia, etc.

Une percussion un peu forte de la colonne vertébrale nous apprend qu'un plessimètre, même assez épais, pourvu qu'il fut très-bon conducteur des sons, serait encore un bon instrument. Les bois de frêne, de sapin, de grenadille, etc., seraient préférables à l'ébène, par exemple, et par conséquent aux métaux. Il n'y a pas une très-grande différence entre la structure des os et celle de l'ivoire, au point de vue de la plessimétrie, bien entendu.

Une percussion superficielle de la colonne vertébrale (à quelle hauteur d'ailleurs de cette colonne qu'on la pratique) donne lieu, à de très-légères différences près, aux mêmes sensations tactiles et acoustiques, tandis qu'une percussion profonde donne des résultats différents, suivant qu'elle est pratiquée au niveau des points correspondant au cœur, au foie, au tube digestif. Ainsi, le son est obscur, profondément, au niveau des portions du cœur et du foie qui touchent à la colonne vertébrale. Il en est de même quand l'intestin renferme des matières liquides ou solides, ou lorsque la cavité péritonéale est le siége d'une tumeur ou d'un épanchement très-considérable de sérosité.

Que si, au contraire, le tube digestif ou le péritoine sont distendus par des fluides élastiques, il se produit, par delà le rachis, une résonnance tympanique.

CONCLUSIONS.

A part les poumons, le lobe droit du foie et la colonne vertébrale qui réclament des procédés opératoires particuliers, comme on en peut juger par les figures suivantes (fig. 23 et 24) :

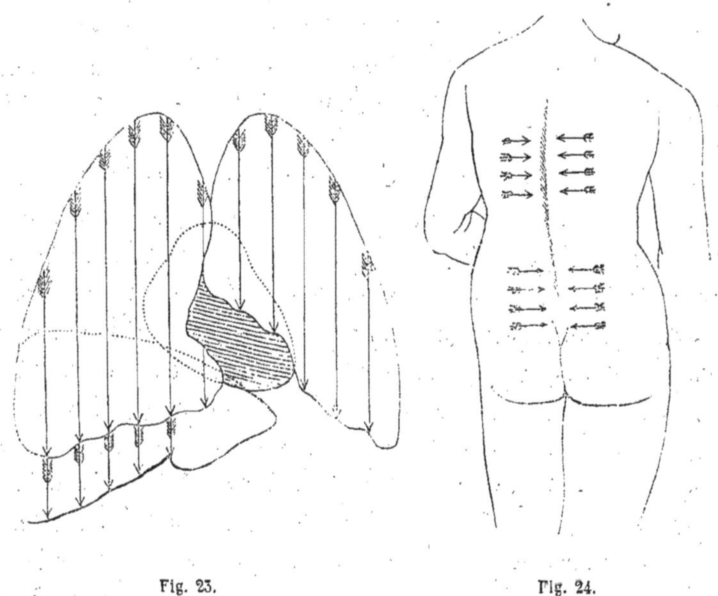

Fig. 23. Fig. 24.

Tous les autres organes se prêtent admirablement à l'unité d'un procédé opératoire qui est toujours le même, comme on peut s'en convaincre en jetant les yeux sur les figures que voici :

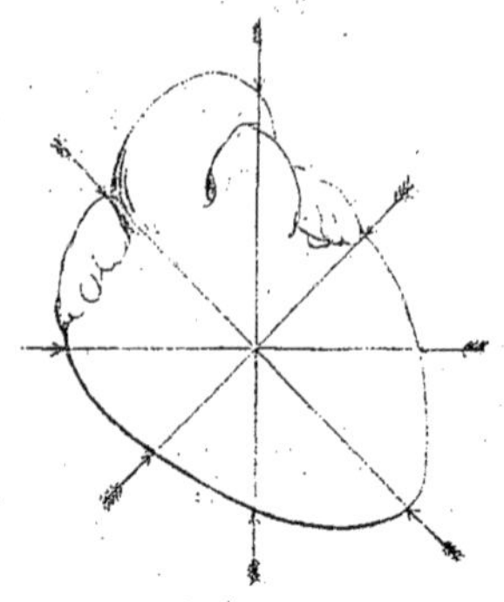

Fig. 25.
Cœur.

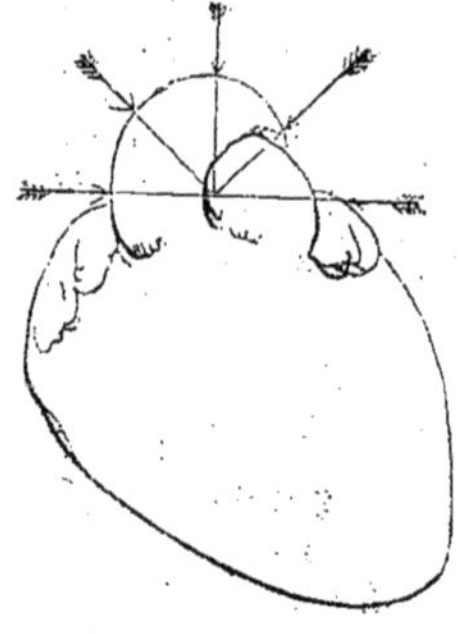

Fig. 26.
Artères aorte et pulmonaire.

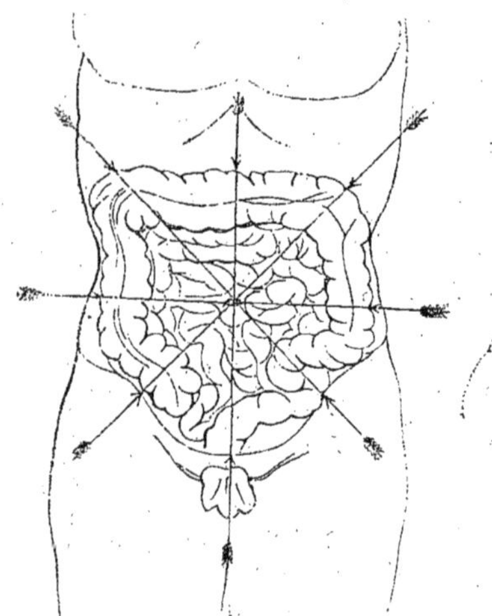

Fig. 27.
Tube digestif.

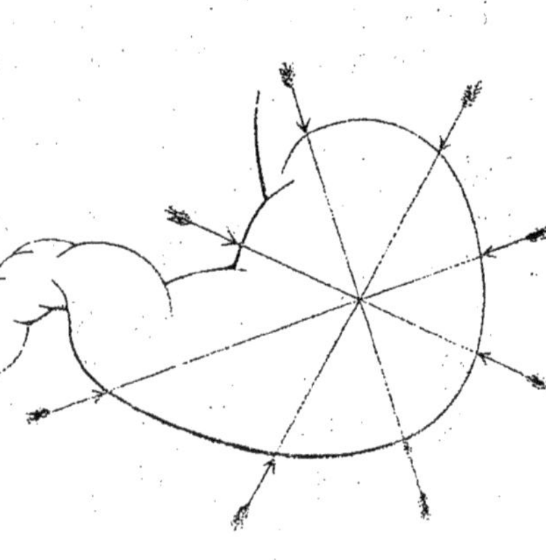

Fig. 28.
Estomac.

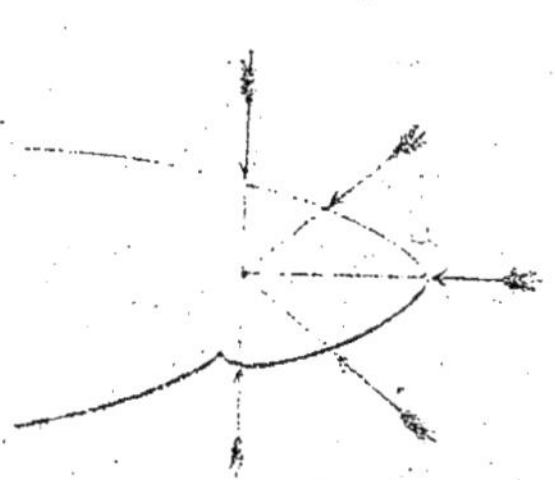

Fig 29.
Foie.

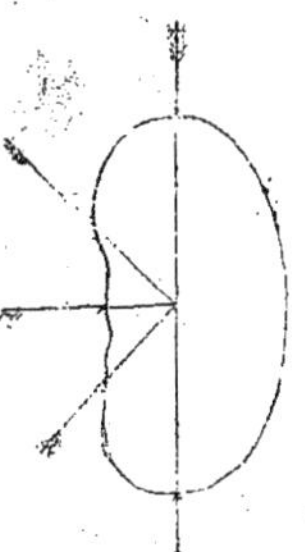

Fig. 30.
Rate.

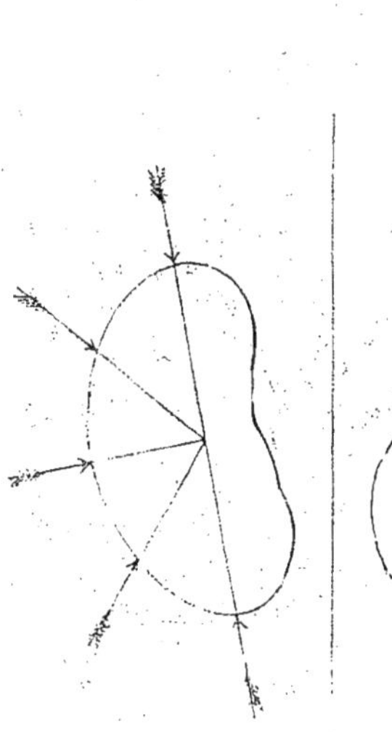

Fig 31.
Reins.

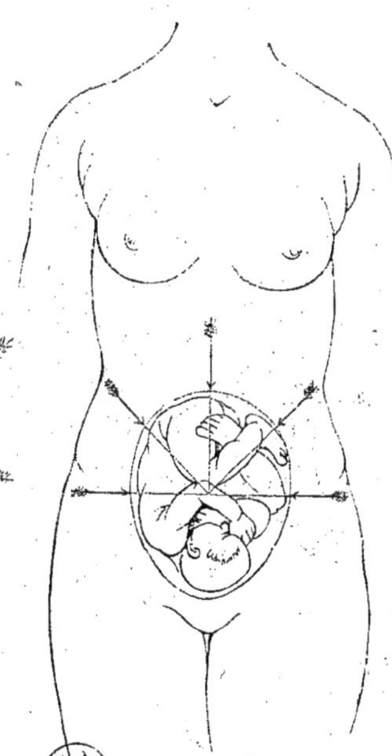

Fig. 32.
Utérus distendu par le produit de la conception.

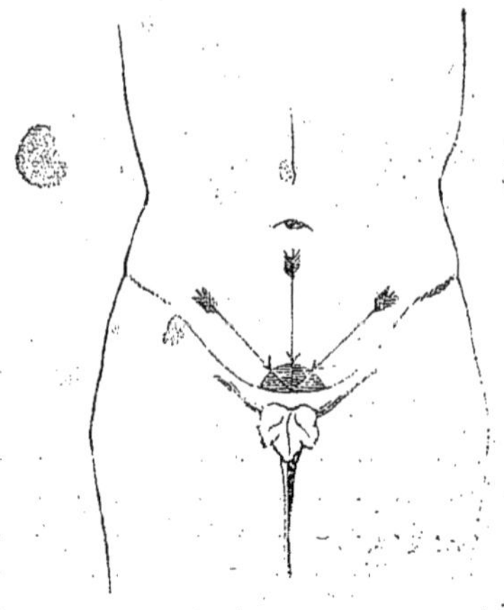

Fig. 33.
Vessie.

Toutes les lignes tracées dans les figures 23 et 24 sont indispensables pour la circonscription des vertèbres et des limites supérieure et inférieure du lobe droit du foie.

Elles sont indispensables également pour la détermination du rebord inférieur des poumons.

Ce dernier point excepté, il est préférable d'explorer alternativement, pour les comparer entre elles, les régions semblables de la poitrine.

Quant aux lignes qui sont indiquées dans les figures 25, 26, 27, 28, 29, 30, 31, 32 et 33, on peut les réduire, à la rigueur, aux deux premières.

Toutefois, en conduisant dans leur intervalle une 3e et une 4e lignes, on circonscrit mieux et plus sûrement le cœur et les gros vaisseaux, le tube digestif, l'estomac, le lobe gauche du foie, la rate, les reins, l'utérus et la vessie.

FIN.

TABLE DES MATIÈRES.

FIN DE LA TABLE.

www.ingramcontent.com/pod-product-compliance
Ingram Content Group UK Ltd.
Pitfield, Milton Keynes, MK11 3LW, UK
UKHW020212200726
13856UKWH00004B/1334

9 782013 577144